Sabine Davion-Marin

30. Woche – langsam will ich raus hier

Sabine Davion-Marin

30. Woche – langsam will ich raus hier

Ein ungeborenes Baby erzählt
von der Schwangerschaft

Aus dem Französischen übersetzt
von Susanne Rick

Patmos Verlag

VERLAGSGRUPPE PATMOS

PATMOS
ESCHBACH
GRÜNEWALD
THORBECKE
SCHWABEN

Die Verlagsgruppe
mit Sinn für das Leben

Titel der französischen Originalausgabe: NEUF MOIS ET TOIS,
Presses de la Renaissance

FSC
www.fsc.org
MIX
Papier aus verantwortungsvollen Quellen
FSC® C095359

Für die Schwabenverlag AG ist Nachhaltigkeit ein wichtiger Maßstab ihres Handelns. Wir achten daher auf den Einsatz umweltschonender Ressourcen und Materialien. Dieses Buch wurde auf FSC®-zertifiziertem Papier gedruckt. FSC (Forest Stewardship Council®) ist eine nicht staatliche, gemeinnützige Organisation, die sich für eine ökologische und sozial verantwortliche Nutzung der Wälder unserer Erde einsetzt.

Bibliografische Information der Deutschen Nationalbibliothek
Die Deutsche Nationalbibliothek verzeichnet diese Publikation in der Deutschen Nationalbibliografie; detaillierte bibliografische Daten sind im Internet über http://dnb.d-nb.de abrufbar.

www.patmos.de

Umschlaggestaltung: Finken & Bumiller, Stuttgart
Druck: Himmer AG, Augsburg
Hergestellt in Deutschland
ISBN 978-3-8436-0034-7

Für meinen kleinen Mann, der an einem
schönen Junimorgen vom Himmel gefallen ist.
Und für alle Kinder dieser Welt.

»Ich und ungeduldig? In den neun Monaten in deinem Bauch hab ich nun wirklich Warten gelernt.«

Théo, vier Jahre

Inhalt

Die Schwangerschaft

Noch schwebe ich mit meinen Kumpels im siebten Babyhimmel. Wir tauschen uns eifrig darüber aus, wer sich wo einnisten wird. Mal unter uns: Ich hab da schon so eine Idee …

Inspirierend.

1. Schwangerschaftsmonat

Okay, ich hab mich entschieden. Jetzt muss ich nur noch meine zukünftigen Eltern davon überzeugen, dass es an der Zeit ist, sich endlich ins Zeug zu legen, … und mich gemütlich einrichten.

Rührend.

2. Schwangerschaftsmonat

Ich bin Thema Nummer eins bei Eltern und Großeltern, bei Freunden, Nachbarn und Verwandten und allen, die mit meinen Eltern zu tun haben.

Beeindruckend.

3. Schwangerschaftsmonat

Ich habe Lampenfieber: Bald sehen sie mich zum ersten Mal auf dem Bildschirm. Ich werde auch nicht damit hinterm Berg halten, ob ich ein Junge oder Mädchen bin. Die Untersuchungen gehen flott voran.

Erheiternd.

4. Schwangerschaftsmonat

Der Typ in Weiß nennt mich nicht mehr Embryo, sondern Fötus. Papa und Mama dagegen nennen mich ihren kleinen Mann. Sie wissen also noch nicht, wie ich einmal heißen soll.

Beunruhigend.

5. Schwangerschaftsmonat

Papa und Mama verbringen ihre ganze Freizeit im Baby-Fachhandel. Bettchen, Kinderwagen, Badewanne, Kindersitz, Fläschchen,

Kleidung ... Sie stellen gerade fest, dass meine Bedürfnisse sich umgekehrt proportional zu meiner Größe verhalten.
Verblüffend.

6. Schwangerschaftsmonat
Mama wird sichtlich dicker. Sie sollte aufpassen. Ich selbst wiege gerade mal ein Kilo. Bei einer Größe von 31 Zentimetern ist das ziemlich okay. Auf dem kleinen Schwarz-Weiß-Bildschirm bin ich eine stolze Erscheinung.
Imponierend.

7. Schwangerschaftsmonat
Es geht auf die Zielgerade: Ich kriege ziemlich gut mit, was draußen so alles passiert. Außerdem habe ich meinen Daumen entdeckt, der mir eine große Hilfe ist.
Beruhigend.

8. Schwangerschaftsmonat
Ich gebe mir den letzten Schliff und begebe mich allmählich Richtung Ausgang. Mit dem Kopf nach unten zu liegen kommt mir komisch vor, aber ich habe kaum eine andere Wahl. Papa und Mama sind am Rödeln.
Umstürzend.

9. Schwangerschaftsmonat
»Klarmachen zum Gefecht« lautet die Devise zu Hause. Ich habe ein winziges Loch in meinen Beutel gemacht und sie machen einen Riesenwirbel darum ...
Panisch.

Da bin ich! Was für ein Erlebnis! Die beiden müssen noch ein paar Dinge regeln, aber was sind sie glücklich! Papa hängt dauernd am Telefon und verrät der ganzen Welt ziemlich intime Details über meine Anatomie.
Lebhaft.

0. WOCHE

Größe:
0 Zentimeter

Gewicht:
0 Gramm

Aber das bleibt nicht so.

Glauben Sie mir, ich bin startklar. Was alles Weitere angeht, das man so braucht (Fruchtwasser, Nabelschnur …), hab ich mich erkundigt, doppelt und dreifach. Ich hab keine Lust, meinen großen Auftritt zu verpassen, deshalb will ich sichergehen, dass ich nichts vergesse. Von meiner Seite aus ist jetzt also alles klar. Wenn ich ganz ehrlich sein soll, bin ich die meiste Zeit damit beschäftigt, nicht mich, sondern meine zukünftigen Eltern darauf vorzubereiten!

Ich bin ziemlich platt, weil ich feststellen muss, dass sie überhaupt noch nicht so weit sind. Ich hab sie mir ausgesucht und bin schon ziemlich aufgeregt bei der Vorstellung, ihnen zu begegnen, aber von ihrer Seite aus zieht sich das wie Kaugummi.

Natürlich reden sie manchmal davon, aber sie verschieben es immer auf später. Mit »es« bin ich gemeint. Mama hat so viel zu tun, und Papa macht sich Sorgen um unsere Zukunft in dieser Welt der Irren. Und dann stehen da berufliche Veränderungen an, ein Umzug ist vorgesehen, die Finanzen bewegen sich noch im roten Bereich, Projekte müssen zu Ende gebracht werden und was weiß ich nicht alles.

Ich schwör's Ihnen, ich hab *alles* mitgekriegt.

Jetzt verstehen Sie vielleicht, warum ich schon mal da bin, nur so, um drauf zu warten, dass sie sich entscheiden. Am Anfang musste ich ja noch lachen, als ich mitbekommen hatte, wie sie all diese Probleme wälzen. Aber inzwischen fange ich an, mich zu langweilen. Jedenfalls werde ich nicht ewig hier warten. Ehrlich gesagt, werde ich ihnen nichts als Glück bescheren, also warum sind sie nur dermaßen zögerlich?

Mama hat immerhin kürzlich die Pille abgesetzt. Sie sagte, sie würde sie nicht mehr vertragen. Meinen Kumpels zufolge ist das schon mal ein gutes Zeichen, aber Papa schlägt sich immer noch mit einem Haufen Fragen herum, und ein Mann, der sich so einen Kopf macht, macht kein Baby.

Was meinen großen Auftritt anbelangt, muss ich gestehen, dass ich da ein bisschen nachgeholfen habe.

Als Papa losgezogen ist, um sich eine Zeitung zu kaufen, habe ich dafür gesorgt, dass er an den Zeitschriften vorbeikommt, auf denen diese hübschen Fotos von Babys mit niedlichen Grübchen abgebildet sind. Und als er den Fernseher eingeschaltet hat, habe ich ihn dazu gebracht, den Kanal auszuwählen, auf dem die Werbung für Windeln und Babynahrung läuft. Diese Spots mit den kleinen lächelnden Milchfläschchen und den verklärt dreinschauenden Vätern. Ich spürte übrigens jedes Mal, wie er kurz innehielt. Ich wusste, dass er sich vorstellte, wie es wäre mit so einem kleinen Bündel im Arm und wie er es abbusseln würde und es an der Hand nehmen, um ihm die Welt zu erklären.

Mama dagegen hat mit ihren Freundinnen darüber geredet. Sie hat ganz leicht die Augenbrauen hochgezogen, als diese ihr die Wehen, die Geburt, die schlaflosen Nächte und den unendlichen Windelverbrauch geschildert haben. Perplex war sie auch über diejenigen, die ihr ganz stolz ihre dicken Bäuche gezeigt haben. Wie kann man mit zusätzlichen 22 Kilo noch so happy sein? Erstaunlich fand sie auch diejenigen, die zwischen zwei Übelkeitsattacken ganz glückselig waren, weil das ein Zeichen dafür ist, dass es dem Baby gut geht. Wie kann man, wenn einem dauernd schlecht ist, nur so selig lächeln? Sie hörte sich an, wie manche Freundinnen sich beim Schlussverkauf statt auf Markenschuhe und -taschen auf Strampelanzüge gestürzt haben. Das fand sie albern. Sie bemitleidete diejenigen, deren Freunde auf Distanz gingen, weil Kinder »nicht so ihr Ding« waren. Aber wenn meine Mama die Augenbrauen hochzog, dann deshalb, weil sie noch nicht wusste, dass all dies das pure Glück bedeutet. Wenn man mal so weit ist, ist alles andere plötzlich nicht mehr so wichtig. Es ist tatsächlich wie am Anfang einer großen Liebesgeschichte: Das Herz pumpert wie wild, die Knie werden weich, die Augen glänzen, das Leben wird bunt … All diese Sachen eben. Außer, dass eine Liebesgeschichte manchmal nicht von Dauer ist, während die Liebe in diesem besonderen Fall ein Leben lang anhält. Ich weiß das, weil alle Mütter dieser Welt das sagen. Das Glück hängt an einer Nabelschnur, sag ich Ihnen!

Aber das muss man erlebt haben, um zu wissen, wovon ich spreche, und wenn man es erleben will, muss man sich dafür entscheiden.

Von meiner Seite aus ist die Sache am Laufen, und glauben Sie mir, ich habe mir das reiflich und gut überlegt, weil ich ein organisiertes Baby bin. Es gibt so viele Orte auf der Welt, so viele Länder, Kulturen und Hautfarben, so viele Eltern, die sich ein Baby wünschen, und so viele unterschiedliche Lebensentwürfe. Da fällt einem die Wahl wirklich nicht leicht. Natürlich gibt es Orte, die angenehmer sind als andere, und Eltern, die mehr Laune machen, weil man spürt, dass sie in der Lage sind, uns wirklich zu verstehen. Aber wie kann man sicher sein, dass man sich jahrelang verstehen wird? Schließlich hat man kein Anrecht auf eine Probezeit, kein Rückgaberecht oder Anspruch auf Ersatz, darüber muss man sich im Klaren sein. Ich zum Beispiel habe lange das Für und Wider erwogen, und ich bin sogar losgezogen und habe ein Auge riskiert, um eine Vorstellung davon zu bekommen, wo ich einmal leben werde. Sie finden mich wahrscheinlich ziemlich naseweis, aber ich möchte nun mal ganz gern wissen, wo ich zur Welt kommen werde.

Das wird in Europa sein, weil es da viel zu tun gibt, in Frankreich, weil das ein schönes Land ist, und schließlich in Paris, weil ich da noch nie gewesen bin. Ich weiß, was Sie jetzt sagen: Das ist eine Stadt, die immer brummt und in der man wenig Ruhe findet. Aber ich sprühe vor Energie.

Ich habe mir einen Papa und eine Mama ausgesucht, die noch keine Kinder haben, weil ich Lust darauf habe, den Anfang zu machen. Ich stimme Ihnen darin zu, dass auch ein gewisses Risiko dabei ist, weil sie noch unerfahren sind und mir deshalb wahrscheinlich ein bisschen zu sehr auf die Pelle rücken werden, aber das finde ich lustig. Diesmal wird es übrigens ein Junge. Auch was die näheren Umstände angeht, konnte ich es einfach nicht lassen und habe mich mal vor Ort umgesehen. Und ich bin ziemlich zufrieden. Die Wohnung ist komfortabel und groß genug, um dort ein hübsches Zimmer für mich einzurichten. Im Moment ist das noch Papas Arbeitszimmer, aber das wird nicht so bleiben, glauben Sie mir. Es gibt eine Küche, in der ich meinen Hochstuhl aufbauen kann und alles andere, was ich so brauche – beispielsweise die Kinderbadewanne –; es gibt eine Mikrowelle, um meine Fläschchen aufzuwärmen, ohne dass ich allzu lange darauf warten muss, eine Terrasse nach Süden raus, wo ich schon einen Sandkasten vor mir sehe, ein schönes beiges Sofa, auf dem ich meine bunten Filzstifte ausprobieren kann und – wie praktisch! – einen Abstellraum für Kinderwagen, wo ich mein erstes Fahrzeug parken kann, ohne eine halbe Stunde lang durch die Gegend fahren zu müssen. Perfekt!

Ich habe sogar gleich gegenüber einen großen Park entdeckt, für Spaziergänge und meine ersten Schritte im Gras. Ich mag das grüne Gras, wo ich im Geist schon immer ganz stolz meine ersten Schritte mache, vor allem im Sommer, wenn man barfuß läuft und es ein bisschen kitzelt.

Es wird auch einen Hund und eine Katze geben. Ich habe einfach Lust, so eine lustige Wohngemeinschaft auszuprobieren. Die beiden sind ein bisschen lebhaft und hinterlassen überall ihre Haare, aber sie sind zuvorkommend. Das wird schon gutgehen, wenn ich mich von Anfang an durchsetze: Wenn sie mir zu nahe kommen, dann brülle ich einfach. Sie werden das schnell kapieren und schon nicht versuchen, mein Fläschchen abzulecken. Später kriegen sie für eine Runde Ballspielen mein Vesperbrot. Ich bin sicher, das wird prima klappen.

Papas Auto ist ein bisschen klein für all das, was ich so brauche, aber ich glaube, sie werden sehr schnell merken, dass ein anderes hermuss. Alles zu seiner Zeit, das heißt, in den ersten Ferien. Ich mache mir da keine Sorgen, das ist reine Mathematik. Drei Kubikmeter Babysachen passen nun mal nicht in einen Kubikmeter Kofferraum.

Mama fährt Fahrrad, und ich spüre schon, dass mir das gefallen wird. Sie scheint sehr nett zu sein, obwohl sie ganz offensichtlich keine Ahnung von Babys hat. Papa ist echt sympathisch und groß, sehr groß, zumindest von meiner Warte aus. Vielleicht werde ich eines Tages auch so groß sein wie er … Er ist nett, aber ebenfalls völlig ahnungslos. Ich sehe schon, dass ich ihnen alles beibringen muss. Also wirklich, das schwör ich Ihnen, Baby sein ist echt ein anstrengendes Metier!

4. WOCHE

Größe:
3 Millimeter

Gewicht:
Nicht wirklich
der Rede wert

Von meiner Seite aus sind alle Formalitäten geregelt, ich kann loslegen. Aber von ihrer Seite aus … na ja, sie quatschen und quatschen, aber sie haben es anscheinend nicht eilig. Wird Zeit, dass ich die Dinge ins Rollen bringe.

Volle Konzentration … und los geht's: »Schatz, wie wär's mit einer kleinen Siesta, bevor unsere Freunde eintrudeln …«

Voilà! Das war nun doch wirklich nicht schwer. Danke, Papa!

Eine Stunde später ist es so weit: Jetzt bin ich an Ort und Stelle und bleibe auch da. Endlich bin ich dort angekommen, wo es mir am besten gefällt: bei Mama!

Ich frage mich, wie lange sie wohl brauchen werden, bis sie merken, dass ich da bin. Mal sehen, ob Mama schlecht wird oder nicht. Das kann schon in den ersten paar Tagen losgehen. Ich weiß, dass sich einige meiner Kumpels auf diese Weise angekündigt haben. Ich selbst bin da gespalten. Ich sage mir, dass so ein paar Übelkeitsattacken meine Mama beunruhigen und dazu bringen werden, einen Schwangerschaftstest zu machen; andererseits würde es mich ärgern, wenn sich meine Mama wegen mir nicht gut fühlen würde. Aber ohne Übelkeit besteht die Gefahr, dass sie nichts merkt. Und das kann manchmal lange dauern, mehrere Wochen, bevor die Mamas sich endlich zu einem Test entschließen. Sie merken schon, auch ich habe vor, mir Zeit zu lassen, damit ich in einem voll funktionsfähigen Zustand ankomme. Sie haben ja keine Ahnung, was das für eine Schufterei ist, sich Arme, Beine und Ohren wachsen zu lassen, und das gleich paarweise. Das wird mich gut neun Monate Zeit kosten.

Manchmal jedoch hegt Mama gewisse Zweifel. »Ich bin zurzeit so müde … Das ist wahrscheinlich der ganze Stress im Büro, der mich so schafft.«

Daneben! Gut, einverstanden, ich gebe ja zu, dass ich ein bisschen Energie von Mama brauche, um mich zu entwickeln, deshalb fühlt sie sich manchmal schlapp, aber ich bin trotzdem nett zu ihr, weil ich ihr keine Übelkeit verursache. Ich frage mich allerdings, ob das richtig ist, weil sie allem Anschein nach überhaupt nicht merkt, dass ich existiere. Ich nutze jede Gelegenheit, mich in alle Richtungen zu bewegen und ihr allerlei Zeichen zu geben, aber sie ignoriert mich und denkt nur an ihre Arbeit. Das ist verrückt! Selbst wenn ihre Brüste wehtun (schauen Sie mich nicht so an, dafür kann ich nichts, das sind die Hormone!), dämmert ihr nichts.

Zwei Wochen ist es jetzt her, dass ich mich eingenistet habe. Und alle tun so, als wäre nichts. Allmählich finde ich das ärgerlich.

Andererseits habe ich so viel zu tun, dass ich nicht überall gleichzeitig sein kann, und ehrlich gesagt: Es stimmt schon, dass ich im Moment nicht besonders toll aussehe. Im Profil betrachtet sehe ich aus wie eine winzige, kaum zwei Zehntel Millimeter große Scheibe. Kein Grund, viel Aufhebens davon zu machen, das gebe ich ja zu, aber warten Sie nur. In ein paar Tagen mache ich mich an die Entwicklung der Wirbelsäule, der Rippen, der Arme, der Beine und der Muskeln. Sogar mein zentrales Nervensystem beginnt sich bereits zu entwickeln. Wie ich Ihnen schon sagte, habe ich keine fünf Minuten Ruhe.

Aber ich hab's gemütlich. Das Fruchtwasser hat 37,5 Grad Celsius und ist blitzsauber. Meine Nabelschnur versorgt mich mit der Nahrung und dem Eisen, das ich brauche. Kann man nicht meckern, ein echtes Vier-Sterne-Domizil! Ich mache mich schon mal an den Entwurf meines künftigen Herzens, das heftig schlagen wird, wenn ich Mama und Papa zum ersten Mal »in echt« begegnen werde. Das ist eine ziemlich aufwändige Sache, die viel Kraft und Aufmerksamkeit erfordert.

Wenn ich mich ins Zeug lege, dann bin ich in ein paar Tagen zwei Millimeter groß. Verrückt, oder? Ihnen ist das gar nicht bewusst, aber für mich ist es enorm. Ich verändere auch meine Form und strecke mich. Im Moment bezeichnet man mich als Embryo. Kein schöner Name, sie hätten sich ruhig was Besseres einfallen lassen können, aber was soll's. Ich mach mich jetzt mal wieder an meine Baustelle.

5. WOCHE

Größe:
6 Millimeter

Gewicht:
Alles in allem
2 Gramm

Ich bin schon einen Monat alt beziehungsweise minus acht Monate, ganz wie Sie wollen. Das ist alles eine Frage der Perspektive. Ich habe meinen Umfang verdoppelt und bin jetzt vier Millimeter groß. Ich sehe wie ein Komma aus, aber nicht wie irgendein x-beliebiges: Ich bin vielmehr ein hübsches kleines Komma mit einer großen Zukunft. Und vor allem habe ich ein kleines Herz, das schon schnell schlägt. Auch mein Gesicht nimmt Form an, und meine Nieren, die Lungen und die Leber entstehen ganz allmählich. Ich mache das in meinem eigenen Tempo und konzentriere mich auf jedes einzelne meiner Organe. Denn ich darf im Moment nichts vergessen.

Es ist wirklich an der Zeit, dass Mama und Papa meine Existenz wahrnehmen. Während ich darauf warte, muss ich Ihnen trotzdem noch etwas sagen: Ich bin nicht allein gekommen. Als ich mich eingerichtet habe, ist mir ein Schutzengel zur Seite gestellt worden. Das ist bei allen Babys so. Meiner heißt Balthasar. Und er hat die Aufgabe, mich neun Monate lang zu begleiten und mir beizubringen, was es so auf sich hat mit dem Leben. Am Tag meiner Geburt wird er dahin zurückkehren, wo er hergekommen ist, und ich werde ihn augenblicklich wieder vergessen. So lautet die Spielregel. Im Moment sitzt er neben mir, und ich kann ihn alles fragen, was ich wissen will. Das trifft sich gut, denn es gibt da schon so einiges ...

Mama und Papa sind immer noch vollkommen ahnungslos. Man muss dazusagen, dass sie nicht so bald mit mir gerechnet haben. Der Gynäkologe hatte Mama gesagt, dass es, nachdem sie jahrelang die Pille genommen hat, ein bisschen dauern könnte, bis sie schwanger wird: »Das kann bis zu zwölf, ja sogar bis zu 18 Monate dauern. Aber machen Sie sich keine Sorgen, wenn es länger dauern sollte, dann schauen wir mal, woran es liegt.«

Was hab ich gelacht an diesem Tag! Meine Koffer waren schon gepackt und ich wusste, dass ich im folgenden Monat bei Mama ankommen würde. Das Problem besteht momentan darin, dass Mama und Papa es auch wissen sollten. Aber Mama ist noch dermaßen von ihrer Arbeit absorbiert, dass sie sich nicht einmal fragt, was da in ihrem Bauch passiert. Aber halt! Was macht sie denn da? Anstatt wie sonst zum Essen heimzufahren, hält sie tatsächlich, ja wirklich ... vor einer Apotheke. Da haben wir's! Sie hat's kapiert.

»Guten Tag. Ich hätte gern einen Schwangerschaftstest, bitte.«

Juhu! Ich hab's gewusst, *ich hab's gewusst!*

Die Apothekerin lächelt sie verschwörerisch an: »Eine Doppelpackung?«

»Wieso Doppelpackung?«

»Damit Sie einen in Reserve haben für später, wenn er diesmal negativ ausfällt.«

»Nein, danke. Einer reicht.«

Hab ich's Ihnen doch gesagt. Sie hat's kapiert. Hoch soll sie leben, meine Mama!

Wieder zu Hause. Warum wird sie denn auf einmal so hektisch? Ich werde in einer Stunde auch noch da sein, es eilt doch nicht. Oh, sie ist ja ganz zittrig, meine arme Mama! Sie öffnet die Packung. Liest die Gebrauchsanweisung. Liest nochmal die Gebrauchsanweisung. Das ist nicht sehr kompliziert, aber in Momenten wie diesen haben die zukünftigen Mamas Probleme, die einzelnen Wörter zu richtigen Sätzen zusammenzubauen. Sie starrt den Test an. Betrachtet ihn von allen Seiten. Mach dir keine Sorgen, Mama. Er wird schon kommen, der kleine blaue Strich – mein erstes »Hallo, da bin ich!« …

Schließlich geht sie zur Toilette. Nicht gerade einfach, auf einen Streifen zu pinkeln, wenn man so zittrig ist. Das heißt, von meiner Warte aus ist das natürlich amüsant. In der Gebrauchsanweisung steht: »Im Falle einer Schwangerschaft erscheint nach weniger als einer Minute ein blauer Streifen.« Also nach einer Ewigkeit … Ich will nicht gemein sein und sie so lange warten lassen. Zehn Sekunden später gebe ich mich zu erkennen.

Wow! Wie ihr Herz schlägt!

Ihr Adrenalin ist dermaßen in die Höhe geschossen, dass die Welle mich förmlich mitgerissen hat.

Aber was macht sie denn da? Sie stellt den Test aufs Bett – und macht ein Foto davon. Wie rührend. Das erste Foto von mir, und gleich von meiner besten Seite. Und was passiert jetzt nach dieser Vorstellungsrunde?

Sie ist ganz durcheinander, meine Mama, das rumort ganz schön bei mir da drin.

»Hallo? Bin ich mit dem Labor verbunden? Ich habe gerade einen Schwangerschaftstest gemacht, der positiv ist. Könnte ich vielleicht vorbeikommen und das durch eine Blutabnahme bestätigen lassen? Nein, ich habe keine Überweisung … Gut, ich komme gleich.«

Und beinahe im Laufschritt verlässt sie, ohne etwas gegessen zu haben, das Haus. Und wovon soll ich mich jetzt ernähren?

Wir kommen im Labor an, das sich praktischerweise im Nachbarhaus befindet. Mama, die Blutabnehmen immer schon gehasst hat, kommt gleich dran. Und das ist nur der erste von vielen Pieksern. Aber das weiß sie noch nicht, was im Moment auch gut so ist.

Die Arzthelferin lächelt.

»In zwei Stunden habe ich das Ergebnis. Ich rufe Sie also gegen drei in Ihrem Büro an, ist das okay?«

»Vielen Dank. Da bin ich ja gespannt.«

Das hätte sie gar nicht sagen müssen. Auch ich hample ungeduldig in meiner Blase herum vor lauter Anspannung, dass sie endlich erfährt, dass ich da bin, ganz nah bei ihr.

3 Uhr nachmittags, und ich muss lachen: Seit zwei Stunden schon hackt Mama irgendwas in ihre Computertastatur und wippt unter dem Schreibtisch nervös mit den Füßen. Sie weicht sogar ihren Kolleginnen aus vor lauter Angst, jemand könnte ihr eine allzu persönliche Frage stellen. Als stünde ihr das Testergebnis auf die Stirn geschrieben. Zum Glück lässt ihr Chef sie an diesem Nachmittag in Ruhe. Soeben habe ich sie beim Surfen auf einer Baby-Seite erwischt. Aber am lustigsten ist es, wenn das Telefon klingelt. Dann springt sie jedes Mal einen halben Meter hoch. Irgendwann muss sie mal aufhören, mich dauernd so zu erschrecken. Schließlich habe ich ein kleines, empfindsames Herz.

Schon wieder ein Anruf. Diesmal ist es der richtige. Und der Adrenalinspiegel schnellt hoch.

»Hallo, hier ist das Labor.«

»Oh … ja … Ich höre.«

»Ich freue mich, Ihnen bestätigen zu können, dass Sie schwanger sind. Seit mindestens vier Wochen. Herzlichen Glückwunsch!«

»Seit vier Wochen …«

Mama öffnet den Mund, bekommt aber keinen Ton heraus. Sie ist ganz benommen, und der Schock ist ein zweifacher: Sie erwartet ein Kind, nämlich mich. Und das schon seit einem Monat.

Am liebsten würde sie gleichzeitig lachen und weinen, und glauben Sie mir, das ist von innen betrachtet ein ganz schönes Tohuwabohu. In ihrem Kopf geht alles wild durcheinander und ich sehe da 10 000 Fragen pro Minute vorbeischwirren. Ganz ruhig, Mama, alles wird gut. Sie legt den Hörer auf, und da sitzen wir nun bei unserem ersten Tête-à-Tête. Ich werde ihr zulächeln, aber sie wird mich wohl kaum sehen. Ich mach's trotzdem, das wird ihr guttun.

Sie betrachtet ihren Bauch, und jetzt ist sie diejenige, die lächelt. Sie legt ihre Hand auf meine zukünftige Stirn, stürzt sich dann plötzlich auf ihre Handtasche und zieht ihren Kalender heraus. Fieberhaft fängt sie an zu zählen und nochmal zu zählen: 28 … 29

… 30 … 31 … 32 … Ja, Mama, das nennt man »überfällig sein«, und es lohnt sich nicht mehr, nachzurechnen. Wo sie doch im Rechnen noch nie sonderlich begabt war. Aber sie fängt schon wieder damit an: 8 … 9 … Das bringt sie auf Anfang Juli nächsten Jahres. Na ja, das ist nicht schlecht, da wird Sommeranfang sein und wir können schöne Spaziergänge machen. Sie kommt auf die gleiche Rechnung und dieselben Gedanken wie ich auch. Dann ruft sie ihren Frauenarzt an und bittet um einen Termin. Möglichst schnell.

Wieder geht sie ins Internet und surft wie wild rund um das Thema Kind.

Nur ist sie diesmal sicher. Den Rest des Nachmittags verbringt sie auf Seiten zum Thema Schwangerschaft, Geburt, Fläschchen, Windeln, Kinderwagen, Spielzeug, Schnuller … Lauter Sachen, von denen bis zum heutigen Tag nie die Rede war.

Mir geht's ja so gut, seit sie es weiß.

Zweite Etappe: Papa! Das wird bestimmt sehr lustig werden.

19.30 Uhr. Papa kommt verschwitzt und kaputt vom Tennisplatz. Er will nur eines: vor dem Essen ausgiebig duschen. Mama tigert auf und ab. Sie hat im Wohnzimmer schon zwölf Kilometer zurückgelegt und findet, dass Papa endlos lange duscht. Sie ist kurz davor, das Wasser abzustellen, nur damit er endlich aufhört. Da kommt Papa frisch und sauber aus dem Bad und hat keinen blassen Schimmer, welche Neuigkeit ihn da erwartet. Und ich, die Neuigkeit, mache mich in Mamas Bauch noch kleiner, als ich ohnehin schon bin, und warte darauf, wie er reagiert.

Mama hat eine verrückte Idee gehabt: Sie hat den Schwangerschaftstest in Geschenkpapier verpackt und auf den Wohnzimmertisch gelegt. Papa entdeckt das Päckchen sofort.

»Schatz, was ist das? Eine Uhr?«

Eine Uhr! Sonst noch was? Das ist mein Herz, das Tick-tack macht. Kuckuck, Papa, ich bin's …

Die kleine blaue Linie da, wirst schon noch sehen, das bin ich. Ich lache ganz leise, während Mama den Tränen nahe ist. Ist nicht schlimm, Mama, das sind die Hormone. Immerhin wartet sie schon seit fünf Stunden darauf, ihr schwerwiegendes Geheimnis endlich teilen zu können. Zehn Mal stand sie schon kurz davor, die unglaubliche Neuigkeit dem Bäcker, dem Metzger, der Hausmeisterin und der Nachbarin zu verraten … all den Leuten eben, denen sie vor Papas Heimkehr über den Weg gelaufen ist. Aber sie ist standhaft geblieben.

Bis auf dieses glückselige Lächeln, das manche Leute dazu gebracht hat, sich nach ihr umzudrehen. Okay, aber was ist jetzt? Macht Papa das Päckchen endlich auf oder versucht er noch, die Marke der Uhr zu erraten?

Bumm! Zum Glück bin ich in Mamas Bauch und nicht in dem Geschenkpäckchen, das Papa plötzlich fallen gelassen hat. Er hat sofort kapiert, dass das keine Uhr ist. Mama weint jetzt. Uff, die ganze innere Anspannung fällt von ihr ab, was auch mir unglaublich guttut. Papa holt eine gute Flasche Wein.

»Auf unser Baby!«

Sie stoßen an. Aber bitte nicht mit Wein, Mama. Ich bin noch so klein, und mir wird ganz schnell schwindlig. Lustig zu sehen, wie die beiden es immer noch nicht fassen können. Ja, wir sind jetzt zu dritt, und vielleicht solltest du, Mama, ihm doch noch sagen …

»Weißt du, Schatz, ich bin schon seit vier Wochen schwanger …«

Da sitzen sie nun und versuchen sich daran zu erinnern, was sie in den letzten Wochen, in denen sie noch nichts von mir wussten, so alles gemacht haben. Ihr braucht euch darüber keine unnützen Gedanken zu machen! Ich habe euch nicht kontrolliert, schließlich war ich damit beschäftigt, mich gemütlich einzurichten.

»Hallo, Mama? Hallo, Oma! Yvonne? Claude? Tonton? …«

Sie wird alle Welt informieren – ich kenne meine Mama –, obwohl sie weiß, dass man normalerweise das Ende des dritten Schwangerschaftsmonats abwartet, bevor man das Baby ankündigt. Aber bis dahin hält sie das nie und nimmer aus. Tatsächlich kommt es in den ersten drei Monaten zu den meisten Fehlgeburten. Das ist nun mal so, und manchmal ist die Geschichte schon nach ganz kurzer Zeit zu Ende. Aber ich habe nun wirklich nicht vor, mich wieder aus dem Staub zu machen.

Nachdem irgendwann die ganze Familie Bescheid weiß und alle Freudentränen vergossen sind, greift sie zu ihrem Adressbuch und ruft ihre Freundinnen an. Aber so einfach ist das nicht ...

Problem Nummer eins: In welcher Reihenfolge soll sie sie anrufen? Da sind die Empfindlichen, die es als Erste erfahren wollen; da sind die Geschwätzigen, die die anderen schon per Handy verständigt haben, noch bevor Mama wieder aufgelegt hat; da sind die Redseligen, die Mama stundenlang daran hindern, wieder aufzulegen ... Ich schwör's Ihnen, meine Ankunft anzukündigen ist ein richtiggehender diplomatischer Akt. Mama beschließt, ihre Freundinnen in alphabetischer Reihenfolge anzurufen, komme, was da wolle. Ich an ihrer Stelle würde mir ja die Ohren zuhalten, weil Freundinnen immer gute Ratschläge parat haben, und das endet in aller Regel mit Horrorgeschichten.

Da sind diejenigen, die noch nie ein Kind gekriegt haben und spitze Schreie ausstoßen: »Du Ärmste, du weißt ja nicht, was da auf dich zukommt. Du wirst immer dicker und dicker werden. Wo du doch eh schon Rückenprobleme hast. Mach dich auf etwas gefasst ... Bestenfalls wirst du dich täglich übergeben müssen, vielleicht sogar mehrmals am Tag, schlimmstenfalls musst du die ganze Zeit über liegen. Deine Brüste werden aufgehen wie Dampfnudeln, deine Gebärmutter wird sich immer mehr dehnen und dir wehtun, du kriegst Schwangerschaftsflecken im Gesicht, und du wirst gleichzeitig an Verstopfung leiden und andauernd aufs Klo müssen. Deine Kleider passen dir nicht mehr, und die Umstandsmode ist ja nun wirklich nicht so toll. Du wirst wie ein Walross aussehen, sag ich dir! Das kannst du doch nicht ernsthaft wollen. Aber ich nehme mal an, dass ich dir trotzdem gratulieren sollte.«

Erinnern Sie mich daran, dass ich dieser Tussi da in 15 Jahren eins auf die Nase gebe!

Ein Kind zu erwarten, das man sich gewünscht hat, ist das Schönste auf der Welt. Und das sage ich Ihnen ganz objektiv. Diejenige, die das nicht begriffen hat, hat wahrlich nicht viel im Leben kapiert. Natürlich kann es zu einigen Unpässlichkeiten kommen, aber versetzen Sie sich mal in die Lage von uns Ungeborenen: Wir müssen uns nun mal einrichten und ein bisschen wachsen, bevor wir auf die Welt kommen. Und das tut den Müttern notgedrungen weh, aber wir machen das nicht absichtlich. Und allem Anschein nach vergessen Mütter das in dem Moment, in dem wir – ganz zerknittert im Gesicht – das Licht der Welt erblicken. Wenn das nicht so wäre, würde schließlich keine Frau ein zweites Kind bekommen. Aber zurück zu Mamas Freundinnen.

Da gibt es die Heulsuse, die derart schluchzt, dass man nicht weiß, ob sie sich freut oder gerade einen Nervenzusammenbruch erleidet.

»Oh … ein Baby … Du kriegst ein Kind … Oh!«

So geht das eine halbe Stunde lang. Rätselhaft bleibt, warum.

Da gibt es diejenige, bei der Mamas Neuigkeit viele Erinnerungen wachruft. Die solltest du, liebe Mama, auch lieber auslassen. Sonst erzählt sie dir im Detail von ihren drei letzten Geburten, und von denen war mindestens eine *wahnsinnig* dramatisch.

Dann ist da noch diejenige, die erst gar nichts sagt und dann frostig bemerkt: »Vor dem dritten Monat davon zu reden bringt Unglück.«

Betretenes Schweigen auf Mamas Seite …

Dann gibt es noch diejenige, die gern Taufpatin wäre und hofft, dass man sie darum bittet. Und diejenige, die überhaupt nicht Taufpatin sein will und hofft, dass man sie bloß nicht fragt. Diejenige, die anbietet, den Kleinen zu hüten, wenn er da ist. Diejenige, die wissen lässt, dass sie das schon mal gemacht hat und dass Babysitter nicht zum Hundehüten da sind. Da gibt es auch diejenige, die gleich sehr hübsche Wollfäustlinge in der Größe von Neugeborenen anbietet. Es ist November, schon klar, aber ich werde erst im Juli groß genug dafür sein. Genial! Dann noch die portugiesische Hausmeisterin, die findet, dass »eine Mieter mehr, das wird bringen mehr Leben in Treppenhaus«. Und manchmal gibt es unter all denjenigen die wahre Freundin, die weise und zartfühlend meint: »Stimmt schon, dass eine Schwangerschaft schwierig sein kann, aber das ist nicht immer so. Außerdem bist du von allen möglichen Fachleuten umgeben. Schließlich leben wir nicht mehr im vorletzten Jahrhundert. Heute gibt es Ärzte, Gynäkologen, Hebammen, Krankenschwestern, Anästhesisten, Osteopathen … Alle sind da, wenn du sie brauchst.

Und ja, du wirst zunehmen. Manche Frauen nehmen acht, andere 25 Kilo zu, aber das geht nach der Geburt automatisch wieder weg. Im Allgemeinen bleiben höchstens drei bis fünf Kilo noch eine Weile hängen, nicht dramatischer als nach irgendwelchen Festtagen.

Natürlich wirst du vor der Geburt Bammel haben, das ist normal. Und man denkt an *Alien* bei der Vorstellung, dass da ein kleines Wesen aus dem eigenen Bauch kommen wird, allerdings mit einem Happy-End. Und in Zeiten der Periduralanästhesie musst du nicht mehr groß Schmerzen aushalten.

Vielleicht wirst du auch drei Tage nach der Geburt den Baby-Blues kriegen. Das ist normal, wenn der Hormonspiegel sinkt und die Anspannung abfällt. Du wirst gleichzeitig verrückt sein vor Freude und den ganzen Tag heulen, aber das wird dir guttun, und das befreiende Weinen hält selten länger als zwei Tage an.

Dann wird das Baby noch dein Verhältnis zur Arbeit verändern. Wenn man dem Arbeitgeber die Schwangerschaft mitteilt, sich in den Mutterschutz verabschiedet und mit dem Kopf voller Baby-Gebrabbel zurückkommt, ist das der Karriere nicht unbedingt zuträglich. Manche Chefs haben Verständnis, andere nicht. Damit muss man sich abfinden oder sich eine neue Stelle suchen.

Deine Beziehungen zu anderen Menschen werden sich auch verändern. In erster Linie die zu deinem Mann. Ihr seid jetzt kein Paar mehr, sondern eine Familie. Das ist am Anfang schwierig, weil jeder sein Revier neu abstecken muss. Die ersten paar Monate sind anstrengend, und die Zeit danach ist es auch. Mit exzessivem Ausschlafen, spontanen abendlichen Unternehmungen, abends lang ausgehen und freien Tagen ist erst mal Schluss, und für Klamotten und Schmuck ist in Zukunft auch weniger drin. Du wirst Windeln, Fläschchen, Spielzeug und supersüße Mini-Jeans kaufen, und das Schlimmste ist: Es macht dir auch noch mordsmäßig Spaß.

Es gibt noch jede Menge andere Dinge, die sich ändern werden. Du wirst zehn Mal pro Nacht aufstehen, um nachzuschauen, ob dein Kind noch atmet, ob es nicht zu warm oder zu kalt hat. Du wirst geduldig werden. Du fängst sogar an zu kochen. Du wirst nicht mehr herummeckern, wenn im Flugzeug oder im Zug ein Kind neben dir weint. Du wirst vorsichtig fahren und Frauen mit dicken Bäuchen oder Kinderwagen den Vortritt lassen. Du wirst zur Menschenfresserin, die ihre Tage damit verbringt, an kleinen Zehen zu knabbern: ›Grrr ... grrr ... hab dich zum Fressen gern ...‹ Kurz und gut, du wirst Mutter werden und etwas entdecken, das man erst erlebt haben muss, bevor man es glauben kann: die Liebe im Urzustand. Und die wird ein Leben lang andauern. Du siehst also, was es heißt, ein Kind zu haben.«

Stille. Mama weint ganz leise. Ich glaube, sie weint vor Glück.

Balthasar und ich lächeln aus tiefstem Herzen. Ich vollführe Luftsprünge an meiner Nabelschnur, als ob ich schwerelos wäre. Ich bin jetzt schon ein Großer, bald acht Millimeter groß und drei Gramm schwer. Beeindruckend, oder?

7. WOCHE

Größe: 20 Millimeter

Gewicht: Nicht viel mehr …

Mama macht sich fertig für unseren ersten Termin beim Frauenarzt. Papa wollte nicht mit, er ist da ein bisschen empfindlich, und gewisse technische Details machen ihm Angst. Ein einfaches »Alles ist in Ordnung« wird ihm übrigens auch während der verbleibenden siebeneinhalb Monate genügen.

Der Frauenarzt ist nett und lächelt wie einer, der die Babys schon nicht mehr zählt, die er alle zur Welt gebracht hat. Aber ich weiß es: 4589 waren es bei meiner letzten Anfrage da oben. Das ist gut, weil ich ihm dann vertrauen kann. Er wurde mir von meiner kleinen Freundin Romane empfohlen, die vor mir angekommen ist und mit seinem Service sehr zufrieden war.

Mama kennt ihn seit mehreren Jahren, aber jetzt betrachtet sie ihn mit anderen Augen. Als wäre er – gleich nach Papa – der wichtigste Mann in ihrem Leben, derjenige, der alle Antworten auf die tausend Fragen parat hat, die sie ihm stellen wird.

Sie setzt sich wie geheißen auf einen Stuhl und fragt sich, wer wohl zuerst etwas sagen wird. Das ist er: »Wann war die letzte Regelblutung? Irgendwelche Vorerkrankungen? Rauchen Sie, trinken Sie oder treiben Sie Extremsportarten? Wie sieht es mit Toxoplasmose aus? Haben Sie eine Katze? Essen Sie rohes Fleisch? Haben Sie alle nötigen Impfungen? Nehmen Sie Medikamente?«

Und los geht's! Der Reigen der vielen Fragen ist eröffnet!

Mama macht weiter: »Was für Untersuchungen muss ich machen lassen? Warum ist mir nicht übel? Ist das ein schlechtes Zeichen? Wie funktioniert der Ultraschall? Wann kann ich ihn durchführen lassen? Und wenn etwas nicht normal ist? Ich bin oft ziemlich fertig ... Und was genau ist eine Amniozentese? Glauben Sie, dass es ein Junge wird? Ich hätte so gern einen kleinen Jungen ... Wie viele Kilos werde ich zunehmen? Was darf ich nicht mehr essen? ...«

10 : 8. Im Augenblick führt Mama.

Während sie weitere Fragen stellt, bittet der Doktor sie darum, sich freizumachen, weil er uns untersuchen muss. Die Untersuchung verläuft nach klassischem Muster: Er hört Mamas Herz ab, misst ihren Blutdruck, tastet ihre Bauchdecke ab und stellt uns auf die Waage. So wird das auch in den kommenden Monaten ablaufen. Mama, die Personenwaagen hasst, wird bedient sein.

Während sie sich wieder anzieht, erstellt der Doktor eine Liste von Untersuchungen, die gemacht werden müssen: eine Blutabnahme zur Bestimmung der Blutgruppe und des Rhesusfaktors, Tests auf Röteln und Toxoplasmose, HIV-Test, Urinprobe ... Ich spüre, wie Mama leicht nervös wird. Aber das ist noch nicht alles. Da der Doktor ein gewissenhafter Mann ist, zeichnet er ihr noch ein Bild davon, wie es ihr in den nächsten Wochen möglicherweise ergehen wird.

»Seien Sie ganz unbesorgt. Sehr wahrscheinlich werden Sie sich müde fühlen. Wenn Sie Erschöpfungszustände haben, ruhen Sie sich – auch während der Arbeitszeit – ganz ungeniert aus. Vielleicht wird Ihnen auch, wie so vielen schwangeren Frauen, übel. Aber Sie können davon ausgehen, dass das noch vor dem Ende des dritten Monats von ganz allein wieder aufhören wird. Trinken Sie viel, das hilft. Und teilen Sie Ihre Mahlzeiten ein. Sie haben wahrscheinlich auch oft das Gefühl, auf die Toilette zu müssen, das ist normal. Das kommt von der Flüssigkeitsmenge in Ihrem Körper und dem Druck, den die Gebärmutter auf die Blase ausübt. Es kann auch beim Husten oder Niesen zu einer leichten Inkontinenz kommen, das ist nicht schlimm und geht vorbei.«

Inkontinenz? Mama findet das schon schlimm, aber sie traut sich nicht, es zu sagen.

»Tja, was noch? Ah ja, kann sein, dass Sie vermehrten Speichelfluss, Sodbrennen und Blähungen bekommen. Aber das ist alles ganz normal. Was die emotionale Seite anbelangt, empfehle ich Ihnen, Ihren Mann jetzt schon darüber aufzuklären, dass Sie möglicherweise an starken Stimmungsschwankungen leiden und öfter gleichzeitig lachen und weinen werden. Auch das ist normal und kommt im ersten Drittel der Schwangerschaft häufig vor. Auch bei einem Wunschkind löst eine Schwangerschaft ambivalente Gefühle aus. Kompensieren Sie das möglichst nicht mit Schokolade, sondern eher mit ein bisschen Ausgleichssport. Schwimmen ist für werdende Mütter ganz hervorragend. Haben Sie noch Fragen?«

Mama ist wie vor den Kopf gestoßen. Sie wollte ein Baby, war sich aber überhaupt nicht darüber im Klaren, was sie sich damit so alles einhandelt. Aber was sie am meisten beunruhigt, darüber traut sie sich nicht zu reden: nämlich dass es mir vielleicht nicht gut geht und ich mich dafür entscheide, wieder von dannen zu ziehen.

Medizinisch ausgedrückt hat sie Angst vor Missbildungen und einer Fehlgeburt – Worte, die Mama einfach nicht aussprechen kann. Aber der Doktor kennt das, weil alle werdenden Mütter diese Ängste haben. Und so fängt er von sich aus davon an.

»95 Prozent aller Schwangerschaften verlaufen ganz normal. Übrigens habe ich hier noch eine Liste von Dingen, die Sie möglichst schnell erledigen sollten: ein Formular für die Versicherung und für die staatlichen Sozialleistungen für Familien. Und denken Sie daran, sich mit Ihrer Krankenkasse in Verbindung zu setzen. Dort bietet man Ihnen ein Mutterschaftspaket an. Melden Sie sich auch in der Klinik oder im Krankenhaus an, die Plätze sind begrenzt. Und ich an Ihrer Stelle würde die Kinderkrippen aufsuchen. Sie wissen so gut wie ich, dass auch da die Plätze rar sind.«

Nein, das wusste Mama nicht, denn um ehrlich zu sein, war das bis zum heutigen Tag die geringste ihrer Sorgen. Sie nimmt das alles aufmerksam zur Kenntnis und stellt fest, dass sie die Tür zu einem Universum aufgestoßen hat, das ihr bis dahin völlig unbekannt gewesen war.

Willkommen im Land der Mütter, Mama!

Der Arztbesuch ist beendet. Man sieht sich in vier Wochen wieder. Auf Wiedersehen, Doktor.

Mama und ich müssen eine ganz schön lange Liste von Dingen erledigen.

Auf dem Heimweg hält sie vor dem Zeitungsladen und plündert das Regal mit den Zeitschriften für werdende Mütter. Und weil sie gern vorausdenkt, nimmt sie auch diejenigen über Kleinkinder und Familien mit. Alles in allem 14 Zeitschriften, ganz schön viel! Mama ist so aufgeregt, dass sie schon auf der Straße anfängt, darin herumzublättern. Dabei entdeckt sie unter anderem folgende Themen: »Zehn gute Gründe, sein Kind zu stillen«; »Wie Sie nach der Geburt wieder in Form kommen«; »Die unbedingt notwendigen Untersuchungen«; »Kinderwagen im Test«; »Wie man die Rückkehr aus dem Krankenhaus vorbereitet«; »Krippenplatz oder zu Hause bleiben – was dafür und was dagegen spricht«; »Babyschwimmen«; »Wie Allergien entdeckt werden«; »Der große Fläschchen-Test«; »So schläft Ihr Kind am besten«; »Vornamen: die neuen Trends«; »Sicherheit für Ihr Kind: Was Sie tun und was Sie besser lassen sollten«.

All das und noch viel mehr Dinge, von denen Mama nicht einmal wusste, dass es sie gibt, scheinen jetzt ihre ganze Aufmerksamkeit in Anspruch zu nehmen. Vor allem eine Zeitschrift namens *Bonheur* scheint es ihr angetan zu haben. Die kannte ich auch noch nicht, aber sie scheint wirklich ganz nett zu sein. Mama findet darin viele Informationen und Erfahrungsberichte, die sie zu Hause bei einer Tasse Tee verschlingt. Ich merke, wie sie lacht, als sie eine Glosse liest, in der es ausgerechnet um unsere Sicherheit geht.

Wie zum Teufel haben sie bloß überlebt?

Als Sie klein waren, hat man Ihre Mutter mit schlimmsten Horrorgeschichten davor gewarnt, Sie um Himmels willen ja nicht bäuchlings in die Wiege zu legen. Als Ihre ältere Schwester ein Kind bekommen hat, hat man ihr gepredigt, es ja nicht auf den Rücken zu betten, sondern in die Seitenlage. Als Sie selbst an der Reihe waren, hat man Ihnen vorgeworfen, Ihr Kind würde ja ersticken, wenn Sie es auf die Seite betten. Das war in der »Nur auf den Rücken und damit basta«-Phase. Und Sie hatten schon gehofft, zur jener Generation Eltern zu gehören, die alles richtig macht …

Dann haben Sie Ihrem kleinen Liebling eine Giraffe namens Sophie geschenkt, die schon Generationen von anderen kleinen Lieblingen durch deren Kindheit begleitet hat – und erfuhren wenig später mit Schrecken, dass Sophie vom Markt genommen wird, weil sie krebserregende Substanzen enthält. Ab in die Tonne mit der Giraffe!

Als Ihr Kleiner Husten hatte, haben Sie sich daran erinnert, wie Ihnen Ihre eigene Mutter liebevoll die Brust mit einer fettigen Salbe eingerieben hat. Sie haben also bei Ihrem Kind dasselbe gemacht, zumal es jetzt auch eine solche Salbe speziell für Kinder gab. Doch leider mussten Sie kurz darauf erfahren, dass dieses Produkt von heute auf morgen plötzlich verboten wurde. Sie haben übrigens nie herausbekommen, warum. Schluss also mit dem fraglichen Balsam.

Als Ihr Kleiner dann anfing, aufrecht zu stehen, haben Sie ihm einen Babywalker besorgt. Den hat er geliebt, und Sie haben sich riesig gefreut, ihm dabei zuzusehen, wie er mit einem breiten Grinsen und voller Stolz damit herumspazierte. Bis Sie dann auf einen Zeitungsartikel gestoßen sind, in dem stand, dass dieses teuflische Gerät schon zu zahlreichen Unfällen geführt hat. Kanada hat das Teil schon 2004 schlichtweg verboten. Ach ja? Warum ausgerechnet Kanada? Das wissen Sie auch nicht, aber weil Sie schließlich nicht als verantwortungslose Mutter dastehen wollen, haben Sie das Ding umstandslos in den Keller verbannt. Uff, gerade nochmal davongekommen!

Später ging es dann um einen Kinderwagen, der absolut nicht der geltenden Norm entsprach, um eine Babyschale, die für die ganz Kleinen ungeeignet war (saublöd, denn ausgerechnet für die ganz Kleinen bräuchte man sie), um einen Sirup gegen Schmerzen, den man den Kindern auf keinen Fall bei Windpocken verabreichen durfte (wozu hat Ihnen der Arzt den dann verschrieben?), und um noch ein paar andere Sachen dieser Art. Wenn Sie nur daran denken, läuft es Ihnen kalt den Rücken hinunter. Jedes Mal, wenn Sie es ganz besonders gut gemeint haben, lagen Sie völlig daneben. Der mütterliche Alltag steckt voller Tücken, und die Fallstricke tun sich immer wieder an neuen Orten auf.

Niedergeschlagen setzen Sie sich hin, um mal kurz zu verschnaufen. Da sehen Sie aus dem Augenwinkel den niedrigen Couchtisch mit den scharfen Ecken, die sich der Kleine in den Schädel rammen könnte. Und all die Sachen, mit denen er sich erdrosseln könnte. Und Ihre gute alte Katze, die ihn in seiner Wiege ersticken, ja schlimmer noch: ihm ein Auge oder beide auskratzen könnte. Den Ferienkatalog mit all den schönen Swimmingpools, prädestiniert, um darin zu ersaufen ... Ihnen schwirrt der Kopf.

Wenn man Ihnen das alles *vorher* gesagt hätte, hätten Sie nie ein Kind gekriegt. Viel zu gefährlich!

11. WOCHE

Größe: Ein bisschen noch, dann sind es 8 Zentimeter

Gewicht: Schon 30 Gramm!

Schauen wir mal, wo ich gerade stehe … Auf meinem athletisch gebauten Körper bildet sich die Haut, und meine Arme und Beine fangen an zu wachsen. Gar nicht schlecht. Mein Nervensystem entwickelt sich, wie es soll, und nach und nach registriere und wiederhole ich meine Bewegungen. Außerdem wachse ich mit einer schwindelerregenden Geschwindigkeit. Wenn ich mich anstrenge, erreiche ich demnächst die Acht-Zentimeter-Marke. Ich sehe, weil ich so gekrümmt bin, natürlich viel kleiner aus, aber in dieser Lage fühle ich mich wohl und kriege mit, was mit mir alles passiert. Hände und Füße tauchen auf, und meine Knie beugen sich … Ich stehe jetzt vor einer wichtigen Phase: der Skelettbildung. Die ist sehr wichtig, aber auch mächtig anstrengend. Danach habe ich es geschafft. Ich werde dann kein Embryo mehr sein, sondern ein Fötus. Klingt schon besser, oder?

Meine momentane Aufgabe ist also, es so weit zu bringen, dass ich endlich nach etwas aussehe. Dazu brauche ich irrsinnig viel Energie. Ich muss Mama deshalb ein bisschen Kraft abzapfen. Das ist auch der Grund dafür, dass sie seit einiger Zeit immer nur schlafen könnte. Aber sie sagt, so müde zu sein sei nicht schlimm, sie müsse sich eben nur mehr Ruhe gönnen, das sei alles.

Unvorstellbar, was werdende Mamas so alles mit einem Lächeln wegstecken. Einerseits rauben wir ihnen die ganze Energie, andererseits heißt es, dass wir ihnen so viel Energie verleihen, dass sie Berge versetzen können. Das ist auch gut so, weil da wirklich einiges auf Mama zukommt. Sie muss sich um einen Termin beim Ultraschall kümmern (kein Termin mehr frei), sie muss sich über die Amniozentese informieren (die anscheinend die meisten machen lassen, also ist dort erst recht kein Termin mehr frei), sie muss die Klinik oder das Krankenhaus aussuchen, wo ich geboren werden soll, und sich dort vormerken lassen (kein Bett mehr frei), sie muss haufenweise Untersuchungen hinter sich bringen, kiloweise Formulare ausfüllen (deren Bürokraten-Jargon kein Mensch versteht, bei denen man aber um Himmels willen ja nichts falsch machen darf), und sie braucht einen Termin bei der staatlichen Familienkasse (absolut kein Termin mehr frei).

Schwer zu sagen, woran es liegt. Entweder sind wir zu viele Babys, die da gerade unterwegs sind – und darüber würde ich mit denen da oben gern mal reden –, oder sie sind einfach schlecht organisiert. Ich trau mich nicht mal, Mama zu sagen, dass es für die Anmeldung in der Krippe bereits zu spät ist. Das hübsche kleine Gebäude gleich nebenan in unserer Straße, die Vorzeige-Krippe, von der man nur Gutes hört: zum Bersten überfüllt. Um einen Platz zu kriegen, hätte sie mich schon vor zwei Jahren anmelden müssen. Absurd.

Jetzt werden Sie sagen, Mama hätte sich ja auf alle Fälle schon mal einen Platz sichern können, aber so läuft das nicht mehr. Heutzutage muss man im siebten Monat sein, um sich für einen Krippenplatz anzumelden, und der ist nicht unbedingt dort, wo man gerne hinwollte. Im siebten Monat, das heißt etwa ein halbes Jahr bevor man uns da hinbringen kann. Aber weil die Wartezeit ein bis zwei Jahre, wenn nicht länger dauert, ist man dazu gezwungen, eine andere Lösung zu suchen und den Krippenplatz fallen zu lassen. Quod erat demonstrandum!

Mama meint, wenn sie sich mit ihrem allernettesten Lächeln bei den Krippen-Leiterinnen vorstellt, würde sie schon einen Platz für so ein süßes Baby wie mich bekommen. Aber halt! Ganz so einfach ist das nicht. Bevor man sich bei uns in Frankreich in einer Krippe blicken lässt, muss man erst mal aufs Rathaus!

Ganz hoffnungsfroh geht Mama eines Morgens hin. Das wird nicht lange dauern. Mit der Wartenummer 47 kommt sie nach einer halben Stunde beim Schalter an. Ohne von ihren Papieren aufzuschauen oder auch nur Luft zu holen, sagt eine charmante Dame mit Schnurrbart zu ihr: »Kopie Ihrer Gehaltsbescheinigung oder Bescheinigung vom Arbeitgeber, Kopie Ihres Familienstammbuchs oder Ausweis, Kopie des Gesundheitszeugnisses des Kindes und der Mutter, Steuerbescheid, Wohnungsnachweis und Karte der Familienkasse.«

Mama ist fassungslos. Nicht nur, weil sie nichts von alledem dabeihat, sondern weil sie nicht weiß, ob sie lachen oder heulen soll in Anbetracht der Tatsache, dass sie ein Gesundheitszeugnis des Kindes vorlegen soll, das in … sieben Monaten zur Welt kommen soll.

»Dem Kleinen geht es gut. Ich glaube allerdings …«

Falls Mama da einen Scherz machen wollte, so ist das gründlich danebengegangen. Die nach wie vor charmante Person hinter dem Schalter schickt sie ans Ende der Warteschlange zurück oder vielmehr nach Hause, um die ab-so-lut notwendigen Papiere zu holen, die zu einer Einschreibung erforderlich sind. Zurück auf Los, heißt das beim Monopoly.

Aber Mama gehört nicht zu denen, die sich unterkriegen lassen. Sie fabriziert einen Ordner mit all den verlangten Papieren und noch viel mehr und geht am nächsten Morgen wieder hin. Zum Glück hat sie noch Überstunden abzubauen.

Diesmal sitzt statt des Drachens vom Vortag ein freundliches Mädel hinter dem Schalter. Die Tatsache, dass Mama eine komplette Akte dabeihat, ist vielleicht doch zu etwas nütze. Sie füllt noch ein Dutzend Formblätter aus, unterschreibt und riskiert eine Frage, die der Dame schlagartig das Lächeln vom Gesicht wischt: »Kann man sich die Krippe ansehen, für die man sich bewirbt?

Um eine Vorstellung davon zu bekommen, wo wir unser Baby dann lassen werden?«

Schweigen auf der anderen Seite.

Die Frau sieht Mama gleichermaßen mitleidig wie verärgert an. Dann, nach einer endlosen Weile, in der sie offensichtlich jedes Wort sorgfältig abgewogen hat, damit Mama auch ja alles kapiert: »Ich kann Ihr Anliegen ja verstehen, aber es ist schwierig, darauf eine positive Antwort zu geben. Sie müssen wissen, dass dort den ganzen Tag über Kinder sind. Die brauchen Ruhe und die Aufmerksamkeit ihrer Betreuer, und das verträgt sich nicht mit externen Besuchern. Außerdem bekämen Sie nicht unbedingt die Krippe zu sehen, die Ihr Kind dann aufnimmt.«

Natürlich. Das kann Mama verstehen. Aber das stellt sie nicht zufrieden. An dem Punkt, an dem sie jetzt ist, wagt sie noch eine Frage: »Und wie werden die Krippenplätze vergeben?«

Diesmal herrscht auf der anderen Seite des Schalters leichte Verärgerung. Die will's aber wirklich wissen, diese Dame.

»Das ist die Kommission zur Vergabe der Krippenplätze, die das entscheidet, und die Kommission vergibt die Plätze je nach Verfügbarkeit in den Einrichtungen. Das hängt davon ab, wo Sie zum Zeitpunkt des Eintritts Ihres Kindes wohnen, von Ihrer beruflichen Situation, vom Einschreibedatum, vom Eintrittsdatum, vom Alter des Kindes …«

Ah ja. Mama horcht, ob noch etwas Konkreteres kommt, aber ihr wird schnell klar, dass sie da lange warten kann.

»Und wann bekomme ich eine Antwort?«

»Die Kommission trifft sich alle vier Wochen und nimmt die Vergabe der Plätze für die nächsten beiden Monate vor. Den Anfragen zufolge werden Sie einen positiven oder negativen Bescheid spätestens vier Wochen vor der Aufnahme bekommen.«

Vier Wochen? Mama macht einen Schritt rückwärts. Das ist absurd. Das lässt einem ja keine Zeit, sich auch nur umzudrehen, geschweige denn eine andere Lösung zu finden. Das gibt die Dame ja zu, aber so ist das eben. Danke, der Nächste, bitte.

Auf dem Heimweg denkt Mama nach. Eine Kinderfrau vielleicht. Aber wo soll sie eine solche Perle finden? Oder ein Kindermädchen, das ins Haus kommt, aber was wird das kosten? Denkbar wäre auch eine gemeinsame Kinderbetreuung, aber mit wem soll sie sich zusammentun? Fragen über Fragen kreisen in ihrem Hirn, und die Fragezeichen verhaken sich ineinander.

Unterdessen taucht ein anderes großes Problem auf: Wie soll ich heißen?

Ich weiß es, aber ich sag's nicht. Findet es selber raus, damit ich was zum Lachen habe.

Es ist Papa, der damit anfängt. Er sitzt bequem auf dem Sofa, auf dem ich in nicht allzu ferner Zeit herumklettern werde, und blättert in einem alten Vornamenbuch aus der Bücherei. Mama startet einen Frontalangriff: »Mir gefällt ›Nathan‹ sehr gut.«

»Finde ich furchtbar.«

Unentschieden. Der Ball ist im Aus.

Mama schmollt, sie findet »Nathan« wirklich sehr schön und hatte nicht mit einer so kategorischen Ablehnung gerechnet. Papa schlägt vor, dass jeder für sich eine Namensliste erstellt und sie diese anschließend vergleichen.

Also gut. Jeder sucht Namen. Jungen- und Mädchennamen, damit es wirklich lustig wird.

Papas Liste:

Louis	Chantal
Raphael	Charlotte
Théo	Lea
Nicolas	Nicole
Gabriel	Jacqueline
Pascal	Melina
Daniel	Emily

Mamas Liste:

Nathan	Sarah
Lucas	Lisa
Théo	Melissa
David	Lucie
Noah	Melanie
Tim	Emma
Robin	Clara

Das Gefecht: Mama findet »Louis« schrecklich, Papa will nichts von »Lucas« wissen und nichts von »Sarah«. Mama lehnt »Raphael« und »Nicolas« ab. Nicolas, so hatte ihr erster Hund geheißen. Insgeheim finden beide »Noah« ganz schön, aber trotzdem beharrt jeder auf seinen Namensvorschlägen.

Und dann noch all die Vornamen, die an Verflossene erinnern, die Freunde und Verwandte schon mit Beschlag belegt haben, die lächerliche Verkleinerungsformen haben, die überhaupt nicht mit dem Nachnamen harmonieren; Namen, die zu kurz, zu lang, zu modisch, zu altmodisch sind … Das macht wirklich Stress.

Na ja, alles, was ich Ihnen dazu sagen kann, ist, dass unter all den Vornamen auch mein zukünftiger dabei ist. Nicht wahr, Balthasar?

Aber Mama scheint mit den Gedanken schon wieder ganz woanders zu sein. Wir sitzen immer noch auf dem Sofa, und ich höre das Rascheln von umgeblätterten Seiten. Jetzt hab ich's! Sie ist in die Kataloge mit Babysachen vertieft. Recht hat sie, dass sie sich jetzt schon damit befasst, denn auch wenn ich noch klein bin, werde ich doch ein paar Sachen brauchen. Was sie schon möglichst bald bestellen sollte, ist eine Babyschale, ein Kinderwagen und ein Kindersitz fürs Auto. Warum schon so bald? Erstens, weil es derart viele Modelle gibt, dass man wirklich Zeit braucht, um sich zu entscheiden, und dann sind die Lieferfristen blöderweise ziemlich lang. Ich habe Kumpels, die standen tatsächlich erst mal ohne alles da. Kein Autositz, kein Kinderwagen, nichts. Die haben vielleicht ein Gesicht gezogen. Und dann möglicherweise noch Lieferengpässe, Bestellfehler, Urlaubszeiten, Streiks …

Deshalb schlage ich allen Müttern vor, sich mit diesen Dingen im ersten Schwangerschaftsdrittel zu beschäftigen. Dann wiegt man auch noch nicht so viel und tut sich leichter, sich in den Läden umzusehen. Man muss auch nicht meinen, nur Baby werden wäre ein harter Job – auch Eltern werden bedeutet einen Haufen Arbeit. Man muss nur Papas Gesicht sehen, als er zum ersten Mal in einem Spezialkatalog blättert: Joggster, Wippen, Maxi-Cosi … Lauter Begriffe, die er noch nie gehört hat. Und nicht die geringste Ahnung, was das alles sein könnte. Mama schlägt Papa einen kleinen Bummel zu einem Geschäft in unserem Viertel vor, damit er eine präzisere Vorstellung davon bekommt.

Die Verkäuferinnen schmunzeln, als sie sehen, wie die beiden vor der Türschwelle zögern.

»Kommen Sie doch herein. Kann ich Ihnen irgendwie helfen?«

Können Sie.

Mama hat einen kleinen Notizblock aus der Tasche geholt.

»Gut, also fangen wir mal ganz vorne an: Was braucht man unbedingt, wenn man ein Baby kriegt?«

Pass gut auf, Mama, das wird eine lange Liste.

Papa interessiert sich für die Sportwagen, die alle im Laden ausgestellt sind: die Modelle »Zwei-in-eins« bzw. »Drei-in-eins«, mit oder ohne Untergestell und Babyschale, mit drei Rädern, mit vier Rädern, mit feststehenden, schwenkbaren oder aufblasbaren Rädern, Shop'n-drive-Modelle, Klapp-Versionen mit Drei- oder Fünf-Punkt-Gurten und Regenschutzhauben etc.

Ich merke, dass er baff ist. Na gut, dann werde ich ihm ein paar Tipps geben. Die dreirädrigen Wagen sind designmäßig ganz nett, aber wir Babys fühlen uns nicht wirklich wohl darin. Ein weiteres Problem besteht darin, dass die Räder oft fixiert sind, so dass sie schwer zu lenken sind. Ich bin eher für einen soliden und bequemen vierrädrigen Wagen. Die mit den großen Rädern sind gut, weil man da nicht jedes Schlagloch merkt. Darin fühlt man sich wie ein kleiner Pascha.

Es hat geklappt! Papa geht auf einen vierrädrigen Kinderwagen zu. Und zwar auf den größten in der Reihe. Er sticht einem wirklich ins Auge: beige und schwarz mit riesigen Rädern. Der würde was hermachen mit mir darin und ihm davor.

»Oh nein, nicht den da … Der ist viel zu groß.«

Mist, Mama ist nicht einverstanden. Stimmt schon, dass Papa und ich nicht unbedingt das schlichteste Modell ausgesucht haben, aber sieht er nicht toll aus? Na gut, da werde ich wohl nochmal verhandeln müssen …

Allerliebste Mama, ich werde mich in dem großen Wagen pudelwohl fühlen, und Papa wird mich voller Stolz darin spazieren fahren. Mama überlegt.

»Okay, wir nehmen einen Katalog mit, und dann schauen wir mal.«

Sie hat zumindest nicht definitiv Nein gesagt, das ist doch schon mal was.

Zu Hause versenken sie sich in die Kataloge, die sie aus dem Geschäft mitgenommen haben. Die werden sie ein paar Stunden beschäftigen, das spüre ich genau.

Noch etwas anderes treibt sie um – Mama vor allem –, und zwar die dauernden Anrufe meiner zukünftigen Familie. Das hört nicht auf, vor allem der weibliche Part ruft ständig an. Im Laufe des Tages steht Mama all denen freundlich Rede und Antwort, die drei Mal am Tag anrufen, um etwas Neues zu erfahren: ihrer Mutter und ihrer Schwiegermutter, ihren Schwestern und Schwägerinnen, ihren Cousinen und anderen weitläufigen Verwandten. Manchmal ist Mama leicht genervt und behauptet, all die Damen wollten gar nichts Neues von ihr erfahren, sondern vielmehr ihre eigenen Erfahrungen und Ratschläge loswerden. Das klingt dann ungefähr so:

»Ist dir morgens nicht schlecht? Das heißt, dass es bestimmt ein Junge wird!« (Tante Karla)

»Keine morgendliche Übelkeit? Glaub mir, das wird ein Mädchen!« (Tante Anita)

»Du hast noch keine Krampfadern? Mach dir keine falschen Hoffnungen, die kommen schon noch.« (Cousine Daniela)

»Krampfadern müssen nicht sein. Wenn du eine gute Creme benutzt, kannst du sie problemlos verhindern.« (Cousine Evi)

»Nie rotes Fleisch während der Schwangerschaft!« (Oma Nr. 1)

»Täglich ein Steak, dann bleibst du in Form.« (Oma Nr. 2)

»Trink jeden Morgen ein Glas frischen Orangensaft, damit das Baby Vitamine kriegt.« (Tante Anne)

»Bloß keinen Fruchtsaft! Schon gar nicht pur! Das ist viel zu sauer für deinen Magen.« (Tante Martine)

»Lass dir keine Periduralanästhesie geben, da spürst du gar nichts mehr und hast nicht das Gefühl, deinem Kind das Leben geschenkt zu haben.« (Cousine Isabelle)

»Um Himmels willen! Lass dir bloß gleich eine Periduralanästhesie verpassen, sonst erlebst du die Hölle!« (Tante Helene)

»Die Geburtsvorbereitung ist absolut lebenswichtig, wenn du am Tag X fit sein willst.« (Cousine Chantal)

»Geburtsvorbereitung? Pfff, das bringt überhaupt nichts!« (Tante Dominique)

Und so weiter und so fort. Meine Mama kann nicht mehr, aber weil sie niemanden beleidigen will, hört sie sich andächtig alles an, was man ihr da erzählt.

Keine Sorge, Mama, jeder hat seine eigene Geschichte und glaubt sich im Besitz der Wahrheit. Hör dir an, was man dir erzählt, aber nimm es dir nicht so zu Herzen. Hör auf deinen Bauch, der weiß, was das Richtige ist. In werde auf alle Fälle immer da sein und dich zu Entscheidungen inspirieren, die für uns beide gut sind.

Ich spüre sehr wohl, dass Papa von alledem ein bisschen überfordert ist. Er findet, dass da viel Wirbel gemacht wird um eine letztlich nicht so große Sache. Wenn er momentan an sich und an mich denkt, dann sieht er uns im Park Fußball spielen. All das, was davor passieren wird (und das ist eine ganze Menge), kommt ihm ziemlich abstrakt vor. Auch findet er Mama ein bisschen komisch.

Sie ist seit geraumer Zeit wirklich oft launisch. Das bringt ihn durcheinander.

Es ist eine schwierige Situation für ihn, denn obwohl er sich wie verrückt darauf freut, Papa zu werden, ist das doch immer noch gewissermaßen virtuell. Bei ihm spielt sich alles im Kopf ab und nichts in seinem Bauch, und alle fragen immer nur Mama, wie es ihr geht – keiner erkundigt sich nach ihm ... Armer Papa, sei unbesorgt, ich werde dich bald unterstützen und mit dir zusammen Fußball anschauen.

Mama geht unterdessen mal wieder zum Frauenarzt. Wir sind jetzt schon in der elften Woche, und Mamas Fragenkatalog ist bereits erheblich kürzer. Nicht, dass sie keine Fragen mehr hätte, aber sie hat inzwischen doch so einiges gelesen, gehört und gelernt und fühlt sich besser als im Monat davor. Der Doktor fragt, wie es uns geht.

Sehr gut, danke. Er misst und wiegt uns. Kein Unterschied zum letzten Mal, wir haben immer noch keinen Bauch gekriegt und auch nicht zugenommen. Ich bin eben ein ganz diskretes Baby. Aber es wäre ja auch ärgerlich, wenn Mama fünf Kilo mehr wiegen würde, obwohl ich gerade mal sechs Zentimeter groß und 18 Gramm schwer bin.

Der Arzt macht ein paar Routineuntersuchungen, aber da alles gutgeht, hält er sich nicht allzu lange mit uns auf. Die ernsthaften Sachen fangen im nächsten Monat an. Nur ein bisschen Blut muss sich Mama abnehmen lassen. Aua! Ich wusste, dass sie das Gesicht verziehen würde. Meine Mama ist eigentlich eine Mutige, außer beim Blutabnehmen. Sie ist immer schon käseweiß, noch bevor man ihr einen Tropfen abgenommen hat. Also auch jetzt. Die Arzthelferin, die sie allmählich kennt, lächelt ihr aufmunternd zu: »Reden Sie laut mit mir, damit ich Sie besser verstehen kann, ich weiß, dass Sie das können!«

Mama zögert: »Was soll ich Ihnen denn sagen?«

Dann sieht sie, wie die Nadel in ihrer Vene verschwindet, und schweigt. Die Arzthelferin bleibt hartnäckig: »Da sind Aufkleber von Babar, dem kleinen Elefanten, an der Wand. Sie müssen nur alle Babar-Figuren zählen.«

Folgsam fängt Mama an: »Ein Babar, zwei Babars, drei Babars, vier Babars …«

Nach dem zwölften Babar ist es geschafft. Wurde auch Zeit, weil es mich allmählich ebenfalls gestresst hat, mitzuerleben, wie Mama da von allen Seiten zugesetzt wird. Auf Wiedersehen … und danke, Babar. Wir gehen. Was hältst du von einem leckeren Schokocroissant, Mama? Ich würde dir die Hälfte davon abnehmen, damit es nicht direkt auf deinen Hüften landet. Sehen Sie, ernährungsmäßig kann ich mich überhaupt nicht beschweren. Ich habe Kumpels, deren Mütter Lust auf Gewürze und andere scharfe Sachen haben, und andere, die weiterhin Alkohol trinken oder rauchen. Ich muss Ihnen nicht sagen, dass das die Hölle für meine Kameraden ist. Aber Mama ist in Ordnung, nur einmal hat sie mich mit Chili umgehauen. Zuerst dachte ich, das wäre ein schlechter Scherz. Da hab ich hier drinnen so rumgetobt, dass ihr zum ersten Mal übel wurde. Aber sie hat sich gleich wieder beruhigt. Also keine scharf gewürzten Fajitas mehr. Schluss, aus, vorbei. Ein bisschen muss sie schon Rücksicht auf mich nehmen. Auch mit Alkohol ist Schluss, sonst verliere ich den Verstand, und das wäre in meinem zarten Alter überhaupt nicht gut.

Aber da schwatze und schwatze ich, dabei habe ich wirklich genug mit meiner körperlichen Entwicklung zu tun.

Und während ich daran arbeite, liest Mama wieder in einer ihrer Zeitschriften und lacht.

Die wunderbare Welt der Gebrauchsanleitungen

Mit der Geburt Ihres Kleinen sind noch ein paar andere Figuren in Ihr Leben getreten. Am Anfang haben Sie Babar begrüßt, den es seit immerhin 75 Jahren gibt. Dann haben Sie Winnie Puh mit seinen Honigtöpfen kommen sehen und Franklin mit seinen Kumpanen sowie die unverwüstliche Dora mit ihrem Rucksack. Kurz darauf kam ein gewisser Scooby-Doo daher, gefolgt von Spiderman, der prompt Titeuf die Tür geöffnet hat.

Bis dahin bestand das einzige Problem darin, den nötigen Platz für diese kleine Welt zu schaffen. Da flexible Kinderzimmerwände immer noch nicht erfunden sind, haben Sie alles irgendwohin gestapelt. Aber da haben Sie eher noch gelacht. Weniger lustig fanden Sie das Ganze dann bei den unvermeidlichen Nachfolgeprodukten. Genial, die Babar-Konsole; phantastisch, die Franklin-Puzzles; wunderbar, die Scooby-Doo-Spiele! Was Sie verrückt macht, sind die 95 Seiten langen Gebrauchsanweisungen.

Das erinnert Sie daran, wie es war, als Sie Ihren nagelneuen Kinderwagen abgeholt haben. Naiverweise dachten Sie, Sie könnten da einfach Ihr Kind hineinlegen, als Sie Folgendes in der Gebrauchsanweisung lasen: »*Achtung!* Dieser Kinderwagen ist zum Gebrauch nach den beiliegenden Anweisungen bestimmt. Anderweitiger Gebrauch kann den Wagen schwer beschädigen und führt zum Verlust der Garantie.«

Das hätte Sie schon stutzig machen müssen, war aber erst der Anfang.

Seitdem hat Sie jeder Gegenstand und jedes Spielzeug, das über die Schwelle Ihres trauten Heims gelangte, in einen Abgrund der Verwirrung gestürzt. Unter den von Übersetzungsprogrammen erstellten Texten, die ursprünglich mal weiß der Teufel was genau besagten, haben Sie unter anderem Folgendes zu lesen bekommen: »Für zu kleine Kinder ungeeignetes Spielzeug.« Sei's drum. »Zum Starten die Lasche auf der der Rückseite gegenüberliegenden Seite des Geräts herausziehen.« Natürlich ... »Heruntergedrückt halten, während Sie loslassen.« Letzteres fanden Sie besonders toll.

Eines aber raubt Ihnen dann den allerletzten Nerv: Kaum haben Sie sich 20 Minuten lang damit herumgeschlagen, eine Konsole zum Laufen zu bringen, da findet Ihr Kleiner, während er Sie mitleidig von der Seite betrachtet, nach drei Sekunden den richtigen Knopf: »Aber Mama, ist doch gar nicht schwer, man muss doch bloß da draufdrücken.«

15. WOCHE

Größe:
12 Zentimeter

Gewicht:
65 Gramm

Demnächst werden es drei Monate, seit ich mich hier eingerichtet habe, und das Wichtigste ist geschafft. Ich rede da von einem wirklich großen Werk. Was den Feinschliff angeht, habe ich noch alle Hände voll zu tun. Momentan öffne und schließe ich den Mund, und mir wachsen schon die ersten Härchen. Das kann ich selbst noch gar nicht fassen. Was mir gerade fehlt, ist ein kleiner Spiegel. Ich würde mich so gern hübsch machen, weil ich weiß, dass Mama und Papa mich bald zum ersten Mal zu sehen bekommen. Der erste Ultraschall, und ich sterbe fast vor Lampenfieber! Wenn das kein Reality-TV ist!

»Trinken Sie alle Viertelstunde einen halben Liter Wasser und gehen Sie vor der Untersuchung nicht mehr zur Toilette«, sagt der Arzt ausdrücklich, denn Mama muss eine volle Blase haben, damit man mich auf dem Bildschirm gut sieht. Erstes Glas, zweites Glas, drittes Glas … Her mit dem Wasser!

Nur zu, Mama, mehr als sechs Gläser!

Das Wartezimmer ist ziemlich klein und es ist heiß da drin, so dass Mama nochmal trinkt. Sie wird mich noch ertränken, und es macht mich nervös, wie sie auf ihrem Stuhl herumzappelt. Ist schon klar, sie muss Pipi machen, darf aber nicht …

Dann verspätet sich auch noch der Arzt, und das dauert und dauert. Ich weiß nicht, wer von uns dreien am nervösesten ist – Papa, Mama oder ich, aber wir geben da gerade bestimmt kein gutes Bild ab.

Papa hat Untersuchungen immer schon gehasst, außerdem fragt er sich, was er da wohl auf dem Schwarz-Weiß-Bildschirm zu sehen bekommen wird. Er ist ratlos und traut sich nicht, es Mama zu sagen, die angesichts der Vorstellung, mich zum ersten Mal zu sehen, ganz aufgeregt ist. Einige ihrer Freundinnen haben erzählt, sie hätten ihr Baby in Farbe gesehen und die ersten Bilder auf DVD bekommen. Aber als sie mit dem Arzt darüber geredet hat, ist er beinahe sauer geworden. »Wollen Sie eine Fernsehshow oder einen Arzt, der seinen Job gut macht?«

Mama findet daraufhin, dass ein Schwarz-Weiß-Bildschirm genauso gut ist, und die Sache mit der DVD ist augenblicklich vergessen.

Ich werde immer gestresster, meine Eltern auch. Trotzdem muss ich mich möglichst natürlich geben – schließlich will ich nicht, dass sie Mama und Papa verkünden, mit mir stimme irgendetwas nicht.

Endlich sind wir dran. Mama zieht sich aus, während Papa im Kreis herumtigert. Ich glaube, mein Herz schlägt ein bisschen schneller, wenn es nicht das von Mama ist.

»Bitte während der Untersuchung nicht mit dem Arzt sprechen.« Das Schild ist direkt unter dem Kontrollbildschirm angebracht. Wie passend, es sagt sowieso keiner was. Zu groß ist die Anspannung.

Der Arzt schmiert ein komisches grünliches, kaltes Gel auf Mamas Bauch. Sie erschrickt, und ich auch. Dann setzt er ein sondenartiges Gerät aus Metall auf und fährt damit Millimeter für Millimeter auf ihrem Bauch herum. Ich glaube, er sucht mich. Die Anspannung ist kaum auszuhalten … Okay, ich werde nett sein und mich sehen lassen.

Der Arzt macht ein komisches Gesicht … Papa und Mama halten förmlich den Atem an vor lauter Angst, man könnte ihnen sagen, dass es mit mir ein Problem gibt. Falscher Alarm. Der Arzt verzog nur das Gesicht, weil ihm das rechte Bein eingeschlafen war. Gut. Nochmal von vorn. Dann ist es so weit: Sie sehen mich, und zwei Herzen bleiben vor Aufregung fast stehen. Meins nicht, weil es gerade dabei ist, sich zu entwickeln und die geringste Unterbrechung fatale Folgen hätte, aber ich bin natürlich schon auch sehr gerührt.

Plötzlich ist ein merkwürdiges Bumm-Bumm zu vernehmen. Alle schauen Papa an. Natürlich ist es mein Herz, das da schlägt, aber das von Papa rast auch ganz schön. Er sieht mich an und hat Tränen in den Augen. Unsere erste Begegnung … Viel später werden sie mir die Fotos zeigen und mir von diesem großen Augenblick erzählen, den ich bis dahin vergessen haben werde. So ist das nun einmal.

Eine Großaufnahme auf dem Bildschirm: Bin ich das, dieses kleine Ding in Schwarz-Weiß? Na gut. Ist nicht unbedingt meine Schokoladenseite. Mama weint. Aber nein, mach dir keine Sorgen, ich bin in Wirklichkeit viel feingliedriger als das Ding, das du auf dem Bildschirm siehst.

»Oh, Schatz, ich bin so glücklich …«

Na also! Wenn sie das schon so glücklich macht, was passiert dann erst, wenn ich mal auf die Welt komme?

Okay, zurück zur Sonde. Das Ding kitzelt mich, ich kann nicht aufhören zu zappeln.

»Ihrem Baby geht es gut. Sie sehen hier sein Köpfchen von der Seite … seine Beine, einen Arm …«

Papa erschrickt: »Es hat nur einen Arm?«

»Nein, nein, keine Sorge, der andere ist dahinter, man sieht ihn gerade nicht gut, das ist alles. Dafür ist es recht lebhaft, das Kleine, und ich kann sein Geschlecht nicht erkennen. Da kümmern wir uns das nächste Mal drum!«

Papa verrenkt sich, scheint aber nicht allzu viel zu sehen. Er traut sich nicht, das zuzugeben, aus Angst, als Ignorant dazustehen, aber seine Miene und seine hochgezogenen Augenbrauen sagen alles.

Mama ist happy, mich bei guter Gesundheit zu wissen, aber sie scheint enttäuscht zu sein, weil sie nicht weiß, ob ich ein kleines Mädchen oder ein kleiner Junge bin. Ich weiß, dass sie denkt, ich wäre ein Junge, und sie hat recht, doch all ihre Freundinnen haben ihr gesagt, ich sei ein Mädchen. Sie fühlen es, behaupten sie. Außerdem hat Mama einen runden Bauch, das sei ein sicheres Zeichen … Eine der Damen hat sogar ein Pendel bemüht und behauptet, sie irre sich nie. Ein Mädchen, das steht fest. Freundinnen können, auch wenn sie es noch so gut meinen, doch ganz schön viel Unsinn reden.

Papa und Mama verlassen den Ultraschall-Raum mit einem Foto von mir. Soll ich Papa darüber aufklären, dass er es gerade verkehrt herum anschaut oder soll ich ihn seiner Verzückung überlassen, um Mama eine Freude zu machen? Jedenfalls klebt mich Mama in ihren Kalender und zeigt mich allen. Und jedes Mal hat sie dabei Tränen in den Augen. Wie nah man als werdende Mutter doch am Wasser gebaut ist!

Mama erzählt all ihren Freundinnen und Kolleginnen im Büro, wie konkret das Ganze durch den ersten Ultraschall geworden ist.

Dabei bin ich noch so klein, und Mamas Bauch ist praktisch überhaupt noch nicht dicker geworden. Tatsächlich ist er so groß wie eine Grapefruit, was sich für sie anfühlt, als ob sie zu viel Schokolade gegessen hätte. Trotzdem hört sie nicht auf, dauernd ihren Pulli hochzuziehen und sich im Profil zu betrachten. Sie bringt mich wirklich oft zum Lachen.

Ihre Kolleginnen geben ihr zu verstehen, dass der Chef es irgendwann mitkriegen wird, wenn sie so weitermacht.

Da haben wir ein weiteres Problem: Mama weiß, dass es keine rechtliche Pflicht gibt, den Arbeitgeber zu einem bestimmten Zeitpunkt von der Schwangerschaft in Kenntnis zu setzen; gleichzeitig ist ihr klar, dass es dafür einen gewissermaßen »diplomatischen« Zeitrahmen gibt. Sicher wäre der Boss verstimmt, wenn er es von jemand anderem erführe oder, schlimmer noch, wenn er eines Tages erkennen würde, dass die zugelegten Kilos nicht nur den Arbeitsessen geschuldet sind. Deshalb entschließt sich Mama, dem

Chef in den nächsten Tagen von mir zu erzählen. Ich weiß nicht warum, aber ich habe das bestimmte Gefühl, dass er davon weniger begeistert sein wird als unsere Familie.

Sie hat einen Termin mit ihm in seinem großen holzgetäfelten Büro mit der ledernen Sitzgarnitur. Mama ist leicht angespannt. Sie wartet – mit einer Hand auf dem Bauch, dem Erkennungszeichen aller werdenden Mütter – auf dem Flur vor der großen Tür zum Allerheiligsten und fragt sich, wie er wohl reagieren wird. In den drei Jahren, seit sie hier arbeitet, ist nie jemand schwanger geworden. Darüber hatte sie sich nie Gedanken gemacht, aber jetzt erschrickt sie. Schwierig also, vorauszusagen, was passieren wird. Die Tür geht auf.

»Kommen Sie herein, kommen Sie, ich habe schon auf Sie gewartet. Worum geht es, was ist das für eine Neuigkeit, die Sie mir erzählen wollen?«

Stille. Wie schnell und direkt ihr Chef auf die Dinge zu sprechen kommt, hat Mama immer schon verblüfft. Sie bemüht sich, es genauso zu machen.

»Na ja … Ich erwarte ein Baby. Ich bin im dritten Monat schwanger.«

Erneute Stille.

»Glückwunsch.«

Das hat er in einem derart neutralen Tonfall gesagt, dass Mama nicht weiß, wie sie das verstehen soll.

»Danke.«

Wenigstens fassen sie sich kurz. Mama ist verlegen und meint, noch etwas hinzufügen zu müssen.

»Sie können aber ganz beruhigt sein, ich bin ziemlich robust und die Schwangerschaft wird an meiner Arbeitsweise nichts ändern, und wenn das Baby da ist, werde ich eine Kinderfrau nehmen. Es wird also keine Probleme geben.«

Das denkt sie sich so, aber wir haben alle Zeit der Welt, um darüber nochmal zu reden. Unterdessen ist der Boss schon aufgestanden und unterwegs in Richtung Tür. Damit gibt er Mama höflich zu verstehen, dass er noch anderes zu tun hat. Er hat die Information zur Kenntnis genommen. Das war's.

Erleichtert, weil sie es ihm gesagt hat, aber doch mit einem komischen Gefühl verlässt Mama sein Büro. Als hätte sie nun verstanden, dass meine Ankunft viele Dinge ändern wird, auch in beruflicher Hinsicht.

Unterdessen funktioniert der Flurfunk ganz hervorragend, und noch am selben Abend weiß die ganze Firma Bescheid. In Mamas Büro findet ein endloses Defilee statt mit den üblichen Fragen: Also wann kommt es auf die Welt? Und was wäre dir lieber: Junge oder Mädchen? Und dein Mann, ist er happy? Und wie hat der Chef es aufgenommen? Wie machst du das mit der Kinderbetreuung? Und was machst du mit deiner Hündin, wird das gutgehen? Wann fängt dein Mutterschaftsurlaub an? Und wer übernimmt deine Vertretung? Ist dir schlecht? Habt ihr schon einen Namen? Lass mal deinen Bauch sehen … Habt ihr genug Platz für ein Kinderzimmer?

Ja, nein, vielleicht, ich weiß es nicht. Mama steht allen lächelnd Rede und Antwort. Sie und ich, wir stehen jetzt auf dieser Etage im Mittelpunkt des Interesses. Über mehrere Monate das Ereignis schlechthin.

Derweil gehen die Dinge von meiner Seite aus voran. Ich habe jetzt Stimmbänder. Ich kann sie zwar noch nicht benutzen, aber Sie können davon ausgehen, dass ich das noch nachholen werde. Meine Arme werden länger, meine Fingernägel wachsen, meine Muskeln und Gelenke entwickeln sich, und ich habe sogar schon ansatzweise Augenbrauen und Härchen auf der Oberlippe. Papa wird mir Tipps zum Thema Rasierschaum geben müssen … Aber am interessantesten ist die Tatsache, dass ich mich bewegen kann. Und glauben Sie mir, das wurde auch langsam Zeit … Ich bewege meine winzigen Arme und Beine, drehe den Kopf, probiere ein bisschen Fruchtwasser und nuckle sogar schon an meinen Fingern, um herauszufinden, wie sich das anfühlt. Ich würde ja so gern meinen Daumen erwischen, aber das ist etwas schwierig für mich. Ich habe aber gehört, dass es nichts Besseres als einen guten Daumen geben soll, also sollte ich das schleunigst mal ausprobieren.

Ich bewege mich also, aber ich bin noch klein und Mama merkt nichts davon. Selbst wenn ich nach allen Seiten trete, bleibt sie vollkommen ungerührt.

»Sagen Sie, Doktor, wann merke ich denn, wenn er sich bewegt?«

Der Doktor lächelt. »Das dürfte nicht mehr lange dauern.«

Was habe ich Ihnen gesagt? Das ist nun schon unser drittes Date, und sie stellt endlich mal diese Frage. Betrüblich.

Aber es ist so weit, Mama, ich bewege mich. Hallooo!!! Kuckuck!!! Ich strample … Ich bin's!

Und hier einen Fußtritt … und da einen Stoß mit dem Ellenbogen …

Und? Spürst du immer noch nichts? Es ist zum Verzweifeln.

Während ich herumzapple, wiegt uns der Doktor, misst Mamas Bauchumfang und hört unsere beiden Herzen ab. Ja, mit dem Ultraschallgerät kann er mich auch hören, und das scheint der Mama sehr zu gefallen.

Also, wenn Sie's ganz genau wissen wollen: Mama hat ein knappes Kilo zugenommen, was ganz normal ist, aber ihre Taille ist schon ungefähr hüftbreit, weil sich das nun mal um die Taille herum niederschlägt.

Tut mir leid …

Ich habe die Elf-Zentimeter-Marke überschritten und wiege beinahe 50 Gramm.

Das war leicht!

Dann spricht Mama ein heikles Problem an: ihre Verdauung. Kein angenehmes Thema, aber es muss eine Lösung gefunden werden, weil Mama diesbezüglich Schwierigkeiten hat und ich befürchte, dafür mitverantwortlich zu sein.

»Das ist absolut normal. Die meisten meiner Patientinnen kennen das.«

Uff! Bestimmt weiß der Doktor einen Rat.

»Aufgrund der Hormone verändert sich die Darmmuskulatur und funktioniert weniger gut. Außerdem drückt der Uterus auf den Darm und beeinträchtigt seine Tätigkeit. Ich verschreibe Ihnen einen Saft, der gut wirkt und dem Baby nicht schadet. Da können Sie ganz beruhigt sein. Noch etwas: Teilen Sie Ihre Mahlzeiten anders ein. Vier oder fünf kleine Portionen gehen besser durch als zwei große Mahlzeiten. Das wird Ihre Verdauungs- und Magenprobleme lösen. Trinken Sie auch viel Wasser.«

Schon zwei Sorgen weniger!

Ich hab's Ihnen ja gesagt, der Doktor ist ein guter Mann.

Zu Hause erzählt Mama alles dem Papa. Aber nur in groben Zügen, denn die Details, das habe ich Ihnen ja schon gesagt, sind nicht so sein Ding. Einen Kinderwagen aussuchen, das macht er gern, aber wenn es um Gebärmutter oder Fruchtwasser geht, dann hört er lieber weg. Dasselbe gilt für die Organisation unseres Lebens nach der Geburt: Darum muss sich im Großen und Ganzen Mama kümmern.

Aber weil ich ein organisiertes Baby bin, habe ich die Dinge gut geregelt. Ich habe mich mit einer kleinen Freundin abgesprochen, die in unserer Nachbarschaft ungefähr zur selben Zeit wie ich auf die Welt kommen wird.

Sie merken schon, worauf ich hinauswill: auf eine gemeinsame Kinderbetreuung.

Das Problem ist nur, dass Mama noch nichts davon weiß. Deshalb schlägt sie sich, während wir auf eine mögliche Zusage für einen Krippenplatz warten, weiterhin mit der Frage herum, ob Kita, Kindermädchen oder Tagesmutter.

Das mit der Krippe haben wir ja gesehen …

In den Kitas kommt sie auf die Warteliste, und man macht ihr wenig Hoffnung, früher als in anderthalb Jahren einen Platz zu bekommen. Bis dahin muss sie dort jeden Monat anrufen und Bescheid geben, dass sie immer noch auf einen Platz hofft. Was die Tagesmütter anbelangt, so hört sie darüber dies und das und dann wieder das genaue Gegenteil davon. Und sie stellt mit Schrecken fest, dass sie sich auch da auf eine Warteliste setzen lassen muss, nur um vielleicht eines Tages einen Platz bei einer Frau zu bekommen, mit der sie sich überhaupt nicht versteht, die zu viele Kinder in einer winzigen Wohnung im fünften Stock ohne Aufzug betreut und deren erklärtes Ziel nicht darin besteht, die Babys zu verwöhnen, sondern möglichst viel Geld zu verdienen. Sie hört hie und da auch von echten Perlen, aber die sind natürlich genauso überlastet wie der Staatspräsident höchstpersönlich.

Bleiben noch die Agenturen, die Kindermädchen vermitteln, die zu einem nach Hause kommen und die man sich mit anderen Müttern teilen kann. Mama redet darüber mit ihrer Freundin in der Nachbarschaft, also mit der Mama meiner kleinen Freundin. Sie vereinbaren einen ersten Termin bei einer solchen Agentur.

Die Räume der Agentur sind reichlich dunkel, der Empfang ist umso herzlicher. Die beiden müssen ganze Berge von Formularen ausfüllen, und es überkommt sie eine leichte Unsicherheit hinsichtlich der Verlässlichkeit der Mädchen, die dort in der Kartei stehen. Die Antworten auf diverse Fragen sind so vage wie die Lebensläufe der Tagesmütter … Mama und ihre Freundin sind nur mäßig überzeugt. Ich bin es überhaupt nicht.

Die beiden vereinbaren einen zweiten Termin bei einer anderen Agentur.

Auch da sind die Verhältnisse etwas dubios: Im Wartezimmer hören Mama und ihre Freundin, wie andere Mütter von Mädchen mit falschen Papieren erzählen, die von heute auf morgen plötzlich verschwanden. Einige ließen dabei sogar noch Sachen aus den Wohnungen mitgehen. Andere wiederum lassen ihre Freunde in die Wohnung, sobald man ihnen den Rücken kehrt, telefonieren den ganzen Tag oder surfen im Internet und »vergessen«, sich um die Babys zu kümmern. Und dann noch die Geschichte der Mama, die eine versteckte Kamera im Kinderzimmer installierte, weil ihr Baby abends immer weinte, und feststellte, dass das Kindermädchen das Baby anschrie, es allein *auf* dem Wohnzimmertisch sitzen ließ und stundenlang telefonierte. Oder die, die das kleine Mädchen, das sie betreuen sollte, mit einem Bein an der Kommode im Wohnzimmer festband. Die Kleine selbst hat dem Ganzen ein

Ende gesetzt, indem sie ihren Eltern das Stück Schnur zeigte, mit dem sie selbst festgebunden wurde und mit dem sie nun ihre Puppe festbinden wollte … Ein anderes Kindermädchen wiederum ohrfeigte einen kleinen Jungen, der sich die Hände nicht waschen wollte, und erklärte den Eltern, die Kratzer im Gesicht habe er sich zugezogen, als er hingefallen sei.

Und so erzählt jede ihre eigene Geschichte: Ein Mädchen schlief den ganzen Tag auf dem Sofa und ließ die Kinder in ihren Bettchen weinen; eine ließ das Kind im Kindersitz festgeschnallt vor der Glotze sitzen und ging raus, um sich mit ihrem Freund zu treffen; eine hatte falsche Papiere vorgelegt und wurde eines Tages ohne Vorwarnung von der Polizei abgeholt; eine war dick und aß dem Kind jeden Tag zwei Drittel der Babynahrung weg; eine leerte nach und nach die Tiefkühltruhe und ging jeden Abend still und leise mit einem vollen Korb wieder heim; eine machte dasselbe mit den Kosmetika, indem sie die teuren Cremes und Body-Lotions der Mama in kleine Behälter umfüllte. Den Vogel schoss ein Kindermädchen ab, das die Kleinen in Lumpen steckte und mit ihnen in der Metro betteln ging. Bis die Mutter ihnen eines Tages zufällig über den Weg lief …

Und all diese Mädchen waren von einer Agentur vermittelt worden.

Mama und ihre Freundin werden auf ihren Stühlen immer kleiner und beschließen am Ende, selbst jemanden über eine Kleinanzeige zu finden. Was haben meine kleine Freundin und ich da gelacht!

Ihre erste Auswahl treffen die beiden über das Internet und vereinbaren drei Vorstellungsgespräche an einem Tag, den sie zum Abbau von Überstunden freigenommen haben. Wieder ein freier Tag futsch. Die Erste bestätigt telefonisch, dass sie um 14:00 Uhr da sein wird, und erscheint nicht. Von ihr wird nie mehr die Rede sein. Die Zweite ist pünktlich und zeigt sich voller Stolz in bestem Gothic-Look: schwarz gefärbte Haare mit blutroten Strähnen, Augenbrauen in Spitzbogenform, mattschwarz geschminkte Lippen, Ohrringe und jede Menge Piercings mit irgendwelchen Sachen drin. Beim Anblick der Gesichter von Mama und ihrer Freundin hätten Sie sich genauso wie ich vor Lachen nicht mehr eingekriegt. Das Mädel raucht eine Zigarette nach der anderen und geht fünf Mal an ihr Handy. Auf die Idee, es während des Gesprächs abzuschalten, kommt sie überhaupt nicht. Und das Beste: Als Katzenhasserin versetzt sie der kleinen Katze, die sich schnurrend in ihre Nähe wagt, einen Tritt. Mama macht das rasend.

»Und was war das nochmal, was Sie im Moment studieren?«

»Kinderopfer während der graeco-romanischen Zeit. Warum?«

Auch für die Vivisektion interessiert die Kandidatin sich ganz leidenschaftlich. In dem Augenblick höre ich eine Tür zuschlagen und hohe Absätze, die sich entfernen. Was für eine Erleichterung. Die kleine Katze und ich, wir atmen beide auf. Schließlich taucht die Dritte auf, die geradewegs einem Science-Fiction-Film entsprungen zu sein scheint. Sie ist höchstens 1,45 Meter groß, geht auf die 50 zu und erzählt Mama und ihrer Freundin gleich ohne Umschweife von der Psychoanalyse, die sie soeben angefangen hat.

Ja, ja …

Sie erzählt ihnen auch, dass sie derzeit ihr Leben verändert und gerade wieder ihre Studien aufnimmt.

»Und was genau?«, fragt Mama.

»Ach, ein bisschen von allem«, erwidert sie vollkommen ernst.

Und dann gesteht sie noch mit einem schrägen Lächeln, wie gern sie doch mit Kindern ins Kino geht. Das reicht, um Mama umzuhauen. Es geht darum, Säuglinge zu betreuen, nämlich meine Freundin und mich, und ich wage zu bezweifeln, dass wir vor Ablauf einer gewissen Anzahl von Jahren cineastische Interessen hegen werden …

Der Hund und die Katze haben sich unter dem Tisch verkrochen und machen keinen Muckser, während ich mich in Mamas Bauch zusammenkringle und auf die Fortsetzung warte. Allerdings nicht lange.

»Hören Sie, um ganz ehrlich zu sein, haben wir heute Morgen schon jemanden gefunden. Aber wenn das aus irgendeinem Grund nicht klappen sollte, werden wir Sie anrufen. Und vielen Dank, dass Sie vorbeigekommen sind.«

Oh, diese Heuchlerinnen! Aber ich will sie deswegen nicht tadeln. Irgendwie mussten wir die Dame ja loswerden.

Mama und ihre Freundin nehmen sich vor, sich umzuhören und im Viertel bekanntzugeben, dass sie zum nächsten Herbst ein Kindermädchen suchen. Die Idee an sich war ja nicht schlecht, bis auf die Tatsache, dass ihnen sämtliche Frauen der Nachbarschaft Horrorgeschichten erzählten, die sie mit den Kindermädchen im Viertel erlebt hatten.

Mama und ihre Freundin sind am Ende. Wird Zeit, dass ich die Sache in die Hand nehme.

Ich weiß schon, wer sich um uns kümmern wird. Meine kleine Freundin und ich haben sie schon längst ausgeguckt, aber sie ist im Moment noch nicht im Lande. Sie wird pünktlich zum September nächsten Jahres eintreffen. Jetzt müssen wir nur noch die Verbindung zu ihr herstellen. Das wird allerdings nicht allzu schwierig sein, weil das betreffende Kindermädchen die Tochter von Mamas Haushaltshilfe ist.

So kommt das Thema am Ende eines Nachmittags zwischen Staubsaugen und Hemdenbügeln ganz von selbst zur Sprache.

»Ist alles in Ordnung mit Ihrer Schwangerschaft? Suchen Sie immer noch ein Kindermädchen? Es ist nämlich so, dass meine Tochter im September nach Paris zurückkommt und Arbeit sucht.«

Mama, die gerade Gemüse putzt, hält inne.

»Im Ernst?«

Sie hat ihre Haushaltshilfe sehr gern. Obwohl bei ihr nicht immer alles tipptopp ist, ist sie doch sehr nett. Also geht Mama davon aus, dass ihre Tochter auch sehr nett sein wird.

Mama telefoniert nach Portugal, wo die Tochter momentan lebt, und tauscht sich mit ihr aus. Sandrine ist sanft und fröhlich. Das erste Gespräch verläuft ganz wunderbar, und Mama und ihre Freundin haben das Gefühl, dass sie sich mit ihrem zukünftigen Kindermädchen bestens verstehen werden. Sie ist 25 Jahre alt, hat selbst einen dreijährigen Jungen und zwei Hunde. Das ist es, was

Mama letztlich überzeugt. Eine junge Frau, die schon ein Kind hat und Tiere mag, die würde das packen. Sie machen aus, dass Sandrine vorbeikommt, sobald sie in Paris ist, also im September nächsten Jahres. Uff. Wieder ein Problem weniger.

Abends erzählt Mama alles dem Papa, aber von der Kindermädchen-Problematik versteht er wenig und begnügt sich damit, zuzuhören und zu nicken. Ich kann spüren, wie Mama wütend wird. Dafür kann er nun wirklich nichts, und bei Mama sind es die Hormone. Außerdem ist sie müde, und dann regt sie sich immer sehr leicht auf. Papa schlägt vor, sie zur Beruhigung zu massieren. Ich mische mich ja nie in etwas ein, was mich nichts angeht, aber wenn Papa von Massage redet, denkt er ans Schmusen, Mama dagegen an Entspannung und Schlafen. Schmusen, wenn ein Baby unterwegs ist, hihi! Ein Thema, über das schon viel Tinte geflossen ist. Mama hat alles darüber gelesen und fragt sich, was davon wahr ist. Ich werde es Ihnen sagen: Da gibt es genauso viele Wahrheiten, wie es Mamas und Papas gibt! Uns ist das übrigens wurscht, das geht uns nichts an. Und Sie können sicher sein, dass wir in unserer kleinen Fruchtblase gut geschützt sind. Aber es gibt Papas, die Angst haben zu stören, oder befürchten, uns wehzutun. Es gibt Mamas, die sich ebenfalls Sorgen machen oder denen etwas wehtut – oft ist es der Rücken. Das Problem besteht darin, dass beide nicht unbedingt dasselbe empfinden. Meiner Ansicht nach ist das nicht schlimm, solange man darüber reden und vielleicht sogar darüber lachen kann. Übrigens hat Mama in einer ihrer Zeitschriften gerade eine sehr witzige Glosse zu diesem Thema gelesen.

(K)eine Chance für die Liebe!

Seien wir mal ehrlich: Babys sind undankbar. Was wir ausschließlich ihnen zuliebe tun, betrachten sie als normal, nicht der Rede wert.

Was wir nur uns zuliebe tun, ist dagegen suspekt, also überflüssig.

Nehmen wir nur mal den Sex. Babys sind da strikt dagegen. Man könnte doch meinen, sie würden nostalgische Gefühle, ja sogar einen Hauch von Dankbarkeit verspüren bei jenem Akt, aus dem sie schließlich selbst hervorgegangen sind. Von wegen! Das Gegenteil ist der Fall: Sie scheinen förmlich mit einem Alarmsystem ausgestattet zu sein, das erstaunlich zuverlässig immer dann losgeht, wenn uns jemand näher als 30 Zentimeter auf die Pelle rückt. »Jemand«, das ist meistens Papa. Die Babys fangen augenblicklich an zu schreien, als hätten sie einen unsichtbaren Draht zu unseren erogenen Zonen. Das fängt übrigens schon gegen Ende der Schwangerschaft an. Miteinander intim zu sein ist schwierig, wenn man durch eine beeinträchtigte Sicht manche Körperzonen des Partners allenfalls noch erahnen kann. Auch ist es nicht leicht, mit 23 Kilo mehr auf den Rippen in Ekstase zu geraten, wenn der Ischiasnerv sich meldet und das liebe Kleine genau in dem Moment aufwacht und seine Gymnastikübungen macht. Machen wir uns nichts vor: Es ist kein Zufall, dass sich das Baby genau dann bemerkbar macht, wenn der dritte Haken unseres BHs Größe 110 D aufgeht … Papa hat es ausprobiert. Also gut. Da wir's jetzt wissen, lassen wir es erst gar nicht mehr so weit kommen. Lassen wir unser Baby doch einfach in seinem Bauch in Ruhe.

Weiter geht es dann, wenn wir nach der Entbindung heimkommen. Mit etwas Glück sind Sie in den Genuss eines Dammschnitts gekommen oder wurden zumindest mit ein paar Stichen genäht. Sie haben immer noch einen rundlichen weichen Bauch – kurz und gut, Sie fragen sich, wie das mit der Liebe überhaupt werden soll. Sie sind schnell beruhigt. Liebemachen findet nämlich überhaupt nicht statt. Zumindest nicht sofort. Zunächst, weil man nach der Rückkehr aus dem Krankenhaus vollkommen erledigt ist – vor allem nach der ersten Geburt –, und dann noch, weil man erst einmal das Alltäglichste organisieren muss (Ach, wie ist er süß! … Wo legen wir ihn hin?). Und schließlich, wenn Sie stillen und das Glück haben, dass Ihr Kleines nicht nur hungrig, sondern auch eine Naschkatze ist, haben Sie es bis zu elf Mal am Tag an Ihrem Busen hängen. Sie berechnen also die Zeit, die Ihnen bleibt, abzüglich der Zeit, die Sie brauchen, um die Windeln zu wechseln, in den Schlaf zu wiegen, die Waschmaschine anzuwerfen, Gebrauchsanweisungen zu all den neuen Gerätschaften zu lesen, die Ihr Wohnzimmer versperren, abzüglich all der Telefonate mit der Verwandtschaft, die alle sechs Stunden etwas Neues erfahren will, abzüglich der Zeit – das hätten Sie beinahe vergessen –, die Sie brauchen, um sich zu waschen und anzuziehen und sich vielleicht sogar die Nase zu pudern und … Also, wenn Sie dann noch eine Mahlzeit auslassen, dann müssten Ihnen eigentlich ein paar Minuten zum Schmusen bleiben. Aber genau in dem Augenblick guckt Ihr kleiner Liebling immer wie ein Springteufelchen aus seiner Kiste und schaut Sie ganz pikiert an. Wie können Sie es wagen, ausgerechnet jetzt, wo er oder sie fast vor Hunger stirbt? Und Sie denken, das würde sich bessern, wenn Ihr Kind ein bisschen größer ist. Welch ein Irrtum! Denn ab dem Moment, da es auf seinen Beinchen stehen kann, besteht sein Lieblingsspiel darin, die Türen aufzumachen, insbesondere diejenige zu Ihrem Schlafzimmer. Die Sie fortan abschließen. Was Ihr Kind wiederum in abgrundtiefe Verzweiflung stürzt (Wie können Sie nur?!). Was wiederum dazu führt, dass Sie ganz schnell wieder von dieser Idee abkommen. Denn eine einzige Träne Ihres Babys reicht aus, um Sie schlagartig vergessen zu lassen, dass Sie mal eine attraktive Frau waren, die vor der Geburt des Kleinen auch noch von jemand anderem heiß begehrt wurde.

Da ist dauernd vom Mutterinstinkt die Rede, aber vom Instinkt der Väter redet kaum jemand. Ab dem Moment, in dem Ihr Baby in Ihr Leben getreten ist, sind alle anderen in den Hintergrund gerückt. Mitsamt Ihrer Libido. Aber das ist alles nur eine Frage der Zeit und der Liebe.

Schließlich lässt Ihr Baby irgendwann Ihre Brüste wieder los und ist Ihnen nicht mehr dauernd auf den Fersen. Und Ihre Müdigkeit, verursacht durch Schwangerschaft und Geburt, lässt allmählich nach und verschwindet schließlich. Sie kriegen wieder eine attraktive Figur und neue Lust auf Ihren Partner. Es wird wieder Momente geben, die nur Ihnen allein gehören. Papa gewinnt seinen angestammten Platz und sein Lächeln zurück, und Sie werden ihm für seine Geduld und sein Verständnis danken. Und wenig später haben Sie sogar eine Überraschung für ihn.

Sie kommen vom Frauenarzt und sind jetzt ganz sicher: Das Zweite ist schon unterwegs.

Ein anderes heikles Thema: Geschenke. Am Ende des dritten Monats gibt es bei einigen von Mamas Freundinnen und Kolleginnen kein Halten mehr: Letzte Woche ging es los mit einer hinreißenden synthetischen gelb-grünen Babydecke mit violetten Blumen und blauen Schmetterlingen drauf. Ich weiß nicht, wie Mama es geschafft hat, ihr nettes Lächeln beizubehalten und danke zu sagen. Heute Morgen ist sie nochmal so tapfer geblieben, als sie eine Schachtel öffnete, in der ein Plastikspielzeug mit einem großen roten Knopf war. Drückt man darauf, ertönt der Lärm eines Verkehrsstaus. Ungelogen! Ich weiß nicht, wer so einen Irrsinn produziert, und bezweifle stark, dass die Freundinnen ihren eigenen Kindern so einen Mist schenken würden. Aber Mama hat ihre entzückte Miene beibehalten und sich wärmstens für die peinlichen Aufmerksamkeiten bedankt. Das nennt man wohlerzogen.

Doch diese Vorkommnisse haben sie auf die Idee mit der Geschenkliste gebracht. Am Anfang war sie eher noch dagegen, weil sie nicht den Eindruck erwecken wollte, jemanden zu etwas zu zwingen, und weil sie jedem freie Hand lassen wollte. Jetzt ist sie allerdings der Meinung, dass eine solche Liste vielleicht gar nicht so verkehrt ist. Die Leute geben ja in jedem Fall Geld aus, um mir etwas mehr oder weniger Nützliches zu schenken, und dank der Liste investieren sie ihr Geld in etwas, das ich wirklich mal brauchen werde. Und eines kann ich Ihnen versichern: Die bunte Nylondecke gehört nicht zu meinen Favoriten!

Also sind wir losgezogen, um ein geeignetes Geschäft zu suchen. Am besten einen Laden mit einem großen Sortiment von Möbeln über Kinderwagen, Fläschchen und allem anderen bis hin zur Kleidung, so dass man wirklich kriegt, was man auch braucht. Mama und Papa schwanken noch zwischen zwei Geschäften in unserer Nähe. Beide bieten ihnen zehn Prozent Rabatt auf die Gesamtsumme der Geschenkliste an. Aber das ist gängige Praxis und nicht wirklich ein Argument. Entscheidend war für sie vielmehr die Freundlichkeit der Verkäuferinnen in dem Laden, den meine Mama und mein Papa alle nasenlang betreten.

Noch ist die Liste leer und sie schauen ganz glückselig die Regale durch. Ich glaube, sie haben immer noch nicht realisiert, was sie mir alles kaufen müssen, damit ich rundum zufrieden bin. Die Überraschung lasse ich ihnen. Tatsächlich geht es gar nicht darum, nur eine Liste zu erstellen, sondern vielmehr ein veritables kleines Notizbuch zu füllen. Sie sind so süß: Sie machen sich Notizen, ganz viele Notizen.

Zu Hause gießt sich Mama einen guten Kräutertee auf, legt ihre Beine hoch, die allmählich schwer werden (Tut mir echt leid, Mama!), und blättert in ihrer Lieblingszeitschrift. Der Jahreszeit entsprechend schaut sie die ganzen Spielsachen an, die für Weihnachten gedacht sind. Dazu ist es noch ein bisschen zu früh, liebste Mama. Ich habe einfach noch zu wenig Platz zum Spielen. Wenn ich mir dagegen fürs nächste Jahr ein paar Dinge aussuchen könnte … Zu den Spielsachen, an denen ich meinen Spaß haben werde, gehört ein Plastik-Schlüsselbund, der lauter lustige Geräusche macht und auf dem ich stundenlang herumkauen werde, eine Kinderwagenkette mit baumelnden Stofftieren dran, ganz bunte Würfel mit witzigen Zeichnungen drauf, ein Handy aus Plüsch (Ja, das gibt es!) und vor allem eine magische Lampe, die sich dreht und Bilder an die Wand wirft. Die werde ich über alles lieben!

Weihnachten … Daran denkt Mama mit einem ganz warmen Gefühl, bis sie die monatliche Glosse liest und schmunzeln muss.

Fröhliche Weihnachten!

19.30 Uhr. Die Spannung nähert sich dem Höhepunkt. Sie haben gerade die Weihnachtsbeleuchtung auf Ihrer Terrasse angeschaltet, und Ihr Kind ist ganz hin und weg. Sie nutzen seine gute Laune aus, binden ihm das Lätzchen um und setzen es an den Tisch.

»Na, mein Schatz, gefällt es dir?«

»Jaaa, Mama! Und weißt du, dass die Tanne da draußen ist, finde ich eine gute Idee, weil hier drinnen würde die bloß krümeln.«

Sie sind hingerissen. Sie finden das so süß, dass Sie sich hüten, Ihr Kind zu korrigieren. Das wird schon noch, und wenn die Erzieherin deswegen dumm aus der Wäsche gucken sollte: Na und? Sie lächeln in sich hinein und unterhalten sich weiter mit Ihrem Sohn, während Sie ihm seine Schinkennudeln auftischen.

Der kleine Knirps, der sich schon so auf den Weihnachtsmann freut, erfüllt Sie mit Glück. Sie können übrigens nicht widerstehen und stehlen ihm zwischen zwei Löffelchen Nudeln einen Kuss, was er prompt quittiert: »Ich habe keine Lust, dir einen Kuss auf die Backe zu geben, weil du gar keinen Mund auf der Backe hast ...«

Quod erat demonstrandum!

»Also, mein Schatz, dein Brief an den Weihnachtsmann, ist der so okay?«

Was für eine idiotische Frage, die Sie sofort bedauern. Denn natürlich ist er so noch nicht okay, und natürlich wird Ihr Sohn noch zehn Mal seine Meinung ändern, während Sie schon die ganzen Geschenke im Schrank gestapelt haben. Sie fragen sich außerdem, wie andere Mütter das machen ..., vielleicht stellen sie keine so idiotischen Fragen, sondern erklären, dass keine Wünsche mehr möglich sind, wenn der Brief erst einmal aufgegeben ist.

Ihr Sohn ruckelt auf seinem Kinderstuhl hin und her. »Ich würde gern nochmal in das Buch reinschauen, das Papa morgen … äh … gestern mit mir gelesen hat.«
Mit »gestern« kann fast alles gemeint sein, was seit seiner Geburt passiert ist, und was er mit »morgen« meint, wissen Sie auch nicht so genau. Also ein kurzer Anruf bei Papa im Büro. Es handelt sich um einen Spielzeugkatalog, den die beiden noch an diesem Morgen gemeinsam durchgeblättert haben.
»Meinst du den Katalog?«, fragen Sie, ganz stolz, weil Sie das sofort kapiert haben.
»Oh ja, Mama, dieses Buch ist so schön, dass man es jeden Tag lesen kann.«
Und weil Ihr Sohn vor lauter Ungeduld möglichst schnell fertigessen will, um sein momentanes Lieblingsbuch zu suchen, verschüttet er seine restlichen Nudeln.
Stille in der Küche. Gespannt wartet er auf Ihre Reaktion, die zugegebenermaßen jeweils davon abhängt, wie erledigt Sie gerade sind. An diesem Abend geht es, nichts kann Sie wirklich erschüttern. Trotzdem schauen Sie ihn mit einer gewissen Strenge an.
»Tut mir leid, Mama. Das hab ich nicht mit Absicht gemacht.«
Da können Sie beim besten Willen nicht mehr böse sein. Schlimmer noch: Sie gehen nahtlos zum Nachtisch über. Sie hatten Zeit, einen guten Schokoladenkuchen zu backen, und übrigens …
»Hmmm … der schmeckt meiner Nase aber gut, weil, der duftet so lecker!«
»Komm, mein kleiner Räuber, iss fertig, dann machen wir das letzte Türchen vom Adventskalender auf.«
Wie Sie diese zärtlichen Momente lieben. Sie heben Ihren Sohn hoch und lassen ihn das entsprechende Türchen suchen. Sie helfen ihm ein bisschen und lassen ihn – »Bravo, gut gemacht!« – in dem Glauben, dass er es ganz allein entdeckt hat. Ein Stückchen Schokolade für ihn, ein kleiner Augenblick des Glücks für Sie. Ins Bett mit dem kleinen Räuber, es ist höchste Zeit!
Im Flur, der zu seinem Zimmer führt, überraschen Sie ihn dabei, wie er in den großen Spiegel schaut und seinem Spiegelbild zumurmelt: »Ich wünsch mir so sehr, du würdest schneller wachsen!«
Und Sie? Sie wünschen sich alles andere, nur das nicht!

20. WOCHE

Größe:
21 Zentimeter

Gewicht:
220 Gramm

Klopf, klopf …

Wissen Sie was? Ich habe Fingerabdrücke! Ich bin nicht mehr irgendein Baby, sondern eine Person, die man identifizieren kann. Ein ganz einzigartiges Wesen auf dieser Welt. Ich.

Ein Blick nach rechts, ein Blick nach links … Ein kurzer Blick zum Aufzug, um sicherzugehen, dass niemand plötzlich auftaucht. Mama hat keinen bis zum Boden reichenden Spiegel im Badezimmer, deshalb ist sie ins Treppenhaus gegangen, um sich dort in dem großen Spiegel an der linken Wand zu betrachten. Diesmal gibt es keine Zweifel mehr: Man kann es langsam sehen. »Es«, das bin ich. Und es stimmt schon, ich fange an, mich in Mamas Bauch voller Stolz der Öffentlichkeit zu zeigen. Sehen Sie die kleine Wölbung unter dem Bauchnabel? Mein Werk.

Mamas Kolleginnen im Büro schauen neugierig auf ihren Bauch. Man muss dazusagen, dass ihr ihre Sachen allmählich zu eng werden. Sie wird sich den Umständen anpassen müssen. Aus und vorbei mit den engen Jeans und den taillierten Jacken. Ab in die Boutiquen für Schwangere. Es hat sich in den letzten Jahren da ja gottlob einiges getan, so dass unsere Mamas nicht mehr in Kartoffelsäcken herumlaufen müssen, nur weil wir unterwegs sind. Das Problem besteht heute nicht mehr darin, hübsche Kleider für die werdende Mama zu finden, sondern vielmehr darin, das nötige

Kleingeld dafür aufzutreiben, weil die Preise wirklich utopisch sind. Ich weiß jetzt schon, was meine Mama sagen wird, wenn sie die Preisschilder entdeckt.

»Das ist ja horrormäßig! 130 Euro für eine Hose, die ich nur ein paar Monate lang anziehen kann!«

»Ja, aber«, … die Verkäuferin hat ihre Argumente parat. »Die Hose ist wirklich von außergewöhnlicher Qualität und hat einen perfekten Schnitt. Probieren Sie sie an, ich bin sicher, dass sie Ihnen ausgezeichnet stehen wird. Wann soll das Kleine denn kommen? Schauen Sie nur, wie sie Ihre Figur betont. Die Schwangerschaft steht Ihnen wirklich gut. Wirklich, diese Hose können nicht alle meine Kundinnen tragen. Wenn Sie das passende Oberteil dazu nehmen – das Ihre Augen übrigens wunderbar zur Geltung bringt –, können Sie in zwei Raten zahlen, wenn Ihnen das lieber ist. Und wenn dann das zweite Kind kommt, sind Sie bestens ausgestattet.«

Der Trick mit der Ratenzahlung funktioniert immer. Mama zückt lächelnd ihre Scheckkarte. Die Verkäuferin überreicht ihr eine große Tüte mit der neuen Hose und dem passenden Oberteil. Mama jauchzt innerlich vor Freude, und ich auch. Immerhin ist das meine erste Hose, und ich finde, sie steht uns ziemlich gut.

Wir haben es beide eilig, sie Papa zu zeigen, aber ich frage mich, ob er sie auch so super finden wird, die Umstandshose. Er steht auf hohe Absätze und eng anliegende Kleider, also, ich weiß nicht … Aber ein eng anliegendes Kleid für mich, das kannst du dir doch wohl nicht vorstellen, Papa! Und wenn Mama hohe Absätze trägt, dann geht sie so komisch, und ich werde durchgeschüttelt. Das ist sehr unangenehm!

Mama kommt ganz stolz ins Wohnzimmer:

»Schatz, guck mal, was ich heute gekauft habe.«

Papa verzieht das Gesicht. Umstandsklamotten sind, wie ich mir schon gedacht habe, nicht so sein Ding. In drei Monaten werden wir darüber lachen.

Während sich Mama um ihr Äußeres kümmert, putze ich mich hier drin weiterhin fein heraus und stelle etwas Erfreuliches fest: Ich habe Haare. Denn ehrlich gesagt, so jung schon glatzköpfig, das fände ich nicht so prickelnd. Na ja, jedenfalls wachsen sie. Ich habe blond genommen, zu meinen zukünftigen blauen Augen sieht das bestimmt ganz gut aus. Ansonsten macht es mir einen Riesenspaß, in Mamas Bauch zu pinkeln. Aber sagen Sie ihr nichts davon – sie selbst hat sich nämlich nie gefragt, wie das bei mir eigentlich ist, und ich weiß nicht, ob sie das wirklich wissen will. Vor allem jetzt, wo ich merke, dass sie seit ein paar Tagen ein bisschen angespannt ist. Ich glaube, sie hat Angst vor der Amniozentese. Aber da ist der Doc unerbittlich geblieben: »Sie sind 36, fast 37 Jahre alt, und Sie wissen ja, dass die Amniozentese ab diesem Alter ratsam ist. Ein gewisses Risiko für Anomalien besteht nun einmal, und es wäre besser, das jetzt schon abzuklären.«

Mama schluckt. Sie fühlt sich nicht gut. Anomalien, das Wort setzt ihr mächtig zu.

»Nun machen Sie nicht so ein Gesicht, ich werde Sie zu einem meiner Kollegen schicken, einem Spezialisten, bei dem das Abort-Risiko praktisch gegen null geht.«

Abort-Risiko … Mama wird ganz mulmig.

»Was heißt Abort-Risiko?«

»Machen Sie einen Termin mit ihm aus, er kann Ihnen das viel besser erklären als ich, und entspannen Sie sich, alles wird gutgehen. Sie sind dazu geschaffen, Babys zu kriegen, das sage ich Ihnen doch schon seit Jahren.«

›Entspannen Sie sich‹ – der hat gut reden, der Herr Doktor. Aber man tut, was man kann.

Mama und ich kommen völlig gestresst nach Hause, das verbindet …

Trotzdem ist das alles idiotisch. Mir geht es doch gut, nur sie, sie weiß das nicht.

Hallo Kumpels, ich brauche Hilfe!

Das ist aber gar nicht so einfach, weil die meisten von Mamas Freundinnen meine kleinen Kumpels schon in viel jüngeren Jahren bekommen haben und diese verflixte Amniozentese gar nicht empfohlen bekamen. Anne tut ihr Möglichstes, um Mama zu beruhigen. Sie hat die Prozedur vor zwei Monaten mitgemacht, und alles ist gutgegangen.

»Weißt du, ab dem Augenblick, in dem man schwanger ist, lebt man mit dieser Angst im Bauch. Man kriegt plötzlich Schiss, dass man stolpern, fallen oder etwas Verdorbenes essen könnte, oder man hat Angst davor, sich ins Auto zu setzen. Oh, da fällt mir gerade eine Geschichte ein. Ich schwöre dir, die ist wirklich passiert …«

»Hoffentlich was Lustiges«, unterbricht Mama sie, »weil ich gerade nicht in der richtigen Stimmung für Horrorgeschichten bin.«

»Natürlich was Lustiges. Ich will dir doch keine Angst einjagen. Das war vor vier Jahren, glaube ich. Ich hatte eine Nachbarin, die im achten Monat war und einen riesigen Bauch hatte. Gegen den Rat ihres Arztes ist sie weiterhin jeden Tag mit ihrer alten Klapperkiste gefahren. Eines Abends steckte sie wieder mal mitten im Berufsverkehr, als ihr ein Typ mit einem fetten Mercedes hinten reingefahren ist. Ein kleiner Blechschaden, weiter nichts. Das Problem war nur: Als meine Nachbarin mit ihrem dicken Bauch aus dem Auto ausgestiegen ist, hat der Mercedesfahrer so einen Schrecken gekriegt, dass er in Ohnmacht gefallen ist. Die Feuerwehrleute mussten ihn reanimieren. Der Ärmste hatte einen Schock erlitten, während meine Nachbarin vor Lachen fast gestorben wäre.«

Mama lacht jetzt auch. Das ist übrigens nicht unangenehm, denn es kitzelt mich überall ein bisschen. Und wenn Mama happy ist, dann bade ich förmlich im Glück.

Dann allerdings muss sie wieder an die Amniozentese denken. Um auf andere Gedanken zu kommen, legt sie sich zum Lesen hin und stößt auf eine Glosse, in der es ausgerechnet um die Ängste von Müttern geht. Da ist sie also nicht die Einzige …

Mama auf dem Horrortrip

Es passiert, als Sie mit Ihrem Kleinen ins Schwimmbad gehen. In der Umkleidekabine treffen Sie eine seiner kleinen Freundinnen, deren Mutter Sie seit 20 Jahren kennen. Sie steigt gerade zusammen mit einer reizenden jungen Dame aus der Dusche. »Ich bin der Babysitter«, erklärt die junge Dame mit einem breiten Grinsen. Da fällt Ihnen die Kinnlade runter. Sie schauen der Großen und der Kleinen nach, wie sie Hand in Hand davongehen, und Ihnen wird klar, dass Sie Ihren Sohn nie und nimmer mit einem Babysitter ins Schwimmbad gehen lassen würden. Sie sind todsicher, dass er in den ersten fünf Minuten ertrinken würde, während Ihr Babysitter von einem Bademeister angebaggert wird und das klägliche Gluckern seines Schützlings unter Wasser nicht hört …

Dabei fällt Ihnen wieder ein, wie Sie Ihren Sohn das erste Mal einer Bademeisterin anvertraut haben, die sich seiner annahm. Sie blieben damals vorsichtshalber am Beckenrand, weil Sie ganz sicher waren, dass er untergehen würde wie ein Stein, während sich die Bademeisterin mit anderen Eltern unterhalten würde.

Und da kommt Ihnen ein Verdacht: Sind Sie vielleicht ein bisschen zu gluckenhaft? Ab und an haben Sie so etwas in dieser Richtung zu hören gekriegt, aber Sie haben dem nicht allzu viel Bedeutung beigemessen. Und jetzt läuft da wieder der Film in Ihrem Kopf ab …

Als man Ihren Kleinen auf der Entbindungsstation in der ersten Nacht aus dem Zimmer brachte, waren Sie davon überzeugt, dass er verlorengehen oder, schlimmer noch, mit einem anderen Baby vertauscht werden würde. Nachdem Sie dann mit Ihrem kleinen Schatz zu Hause waren, legten Sie ihm immer wieder eine Hand auf die Brust aus lauter Angst, er würde aufhören zu atmen. Als Sie ihn das erste Mal einer Freundin anvertrauten, die selbst schon Mutter war – und da war er schon zehn Monate alt –, haben Sie alle zehn Minuten angerufen, um zu hören, ob alles in Ordnung sei.

Und dann noch das erste Mal in der Kinderkrippe – da war er schon zwei Jahre alt. Sie haben sich das komplette Personal mit Röntgenaugen angesehen, um sicherzugehen, dass sich da kein Psychopath eingeschlichen hatte, und bangen Herzens haben Sie die Krippe verlassen und sich dabei jeden nur denkbaren Horror vorgestellt.

Kurz bevor Ihr Sohn in die Schule kam, haben Sie sich fast die Augen aus dem Kopf geheult, weil Sie vollkommen sicher waren, alle anderen Kinder hätten nur eines im Sinn: Ihrem kleinen Liebling das Leben schwerzumachen.

Und als Sie ihn mit seinen Freunden auf dem Bürgersteig laufen sahen, haben Sie mit hastigem Blick die Straße nach potenziellen Kindesentführern abgesucht.

Als Nächstes bekamen Sie mit, wie einige Mütter für ihre Sprösslinge ein Ferienlager ins Auge fassten – und sind beinahe in Ohnmacht gefallen.

Vor der ersten Reitstunde haben Sie gebetet, dass Ihr Sohn keine Huftritte abbekommen, nicht niedergetrampelt, nicht abgeworfen werden und nicht auf den Kopf fallen würde. Und so weiter und so fort.

Bis Ihnen Ihre beste Freundin eines Tages ins Ohr geflüstert hat: »Du solltest noch ein Zweites kriegen. Es würde deinem Sohn guttun, wenn du ihn ein bisschen loslassen würdest.«

Ihn loslassen? Was für eine seltsame Vorstellung … Gerade dann, wenn ein Zweites kommt, muss ich ihm doch ganz besonders zeigen, wie lieb ich ihn habe, oder etwa nicht?

Der erste Termin beim hochgelobten Facharzt: Mama und ich warten fast zwei Stunden. Genau das Richtige, um nervlich vollends auf den Hund zu kommen.

Der Arzt erklärt Mama, dass sie sich darüber im Klaren sein sollte, dass es sich hier um einen nicht ungefährlichen Eingriff handelt und zwei Prozent der Amniozentesen zu einer Fehlgeburt führen.

»Immerhin durchstechen wir die Fruchtblase, um Fruchtwasser zu entnehmen. Das ist nicht harmlos und kann Konsequenzen haben, die wir natürlich zu vermeiden versuchen. Hier die Einverständniserklärung, die Sie bitte da unten unterschreiben.«

Stille.

Selbst ich merke, dass Mama ganz blass ist.

Das Risiko eingehen, ein Kind zu verlieren, dem es gut geht, um sicherzugehen, dass es ihm nicht schlecht geht: Was für eine schreckliche Entscheidung …

»Und wenn dem Baby etwas fehlt?«

»Dann sollten Sie gemeinsam mit Ihrem Mann eine Entscheidung treffen …«

»Kann er bei dem Eingriff dabei sein?«

»Das würde ich gerne vermeiden. Ich habe schon einige Ehemänner vom Fußabtreter aufgelesen, und das in einem Moment, in dem ich mit den Müttern schon alle Hände voll zu tun hatte. Sollte er da empfindlich sein, wäre es besser, wenn er draußen auf Sie wartet.«

Das gibt Mama den Rest. Sie stellt sich ein Gemetzel vor und fängt an zu zittern. Und mich schüttelt es von oben bis unten durch, als sie schließlich stammelt: »Gut, äh, dann machen wir einen Termin für nächste Woche aus.«

Der Countdown hat begonnen. Vor uns liegt eine schwierige Woche, in der Mama an nichts anderes denken kann. Papa weiß nicht, was er sagen soll. In Wirklichkeit hat er genauso viel Angst, fühlt sich aber hilflos. Man wird eine lange Nadel durch Mamas Bauch stechen und auf mein Territorium vordringen. Hoffentlich arbeiten sie zielgenau, damit ich nicht böse werden muss.

Es ist so weit, der Tag X oder vielmehr der Tag A wie Amniozentese ist da. Gemäß Murphys Gesetz, dem zufolge alles schiefgeht, was schiefgehen kann, hat die Gewerkschaft beschlossen, ausgerechnet in der Straße eine Kundgebung abzuhalten, in der die Praxis liegt. Ausgerechnet an diesem Tag, und zwar genau um 14:00 Uhr.

Papa ist ganz schnell von der Arbeit nach Hause gekommen, um Mama und mich zu begleiten, und da stecken wir nun seit einer halben Stunde vor der Straßensperre und den Lautsprechern fest. Mama steht kurz vor einem Nervenzusammenbruch. Wenn wir zu spät kommen, nehmen sie uns nicht mehr dran.

15:00 Uhr. Wir haben Glück. Auch der Arzt steckte in dem Aufmarsch fest.

Wir richten uns so gut wie möglich ein. Aber ehrlich gesagt eher schlecht, weil Mama ein einziges verspanntes Häuflein Elend ist. Papa bleibt im Wartezimmer und gibt klein bei, als wir gehen. Mama zieht ihre Hose aus, schiebt ihren Pulli hoch und legt sich hin. Der Arzt beginnt sein Ritual mit dem kalten Gel und dem kitzelnden Gerät, um zu schauen, wo ich bin, damit er mir mit der Nadel nicht zwischen die Augen sticht. Seien Sie doch so nett und passen Sie gut auf, denn ich bin ein zerbrechliches kleines Wesen, das sehr am Leben hängt. Mama versucht sich daran zu erinnern, wie man richtig atmet, aber das gelingt ihr nicht.

Aber … Au! … Au! Was passiert denn da? Warum schütteln sie uns so durch?

»Ich versuche gerade, das Geschlecht des Kindes zu erkennen, aber es hat sich zusammengerollt und ich sehe nichts.«

Stille im Raum.

Mama denkt, dass sie den Bauch ganz bestimmt nicht durchschütteln würde, nur damit ich mich strecke, denn sie sagt sich, dass ich mich bestimmt zusammengerollt habe, weil ich Angst habe, und das macht ihr Kummer.

»Okay, dann machen wir mal die Amniozentese und schauen dann nach dem Geschlecht.«

Tut mir leid, Mama, ich hätte dich gern wissen lassen, dass ich ein kleiner Junge bin, aber ich kann mich gerade genauso wenig entspannen wie du. Na ja, dann werde dich später überraschen.

»Entspannen Sie sich und atmen Sie ganz tief durch ...«

Der ist ja lustig! Wir tun unser Bestes, Mama und ich, aber das ist alles andere als einfach.

»Ich werde jetzt da reingehen ...«

Ich spüre, wie Mama ganz steif wird, und mache mich schlagartig kleiner und kleiner. Wenn ich so weitermache, werden sie ihr am Ende noch sagen, dass da gar kein Baby in ihrem Bauch ist. Ich verziehe mich möglichst weit nach rechts unten, und da sehe ich von links oben auch schon die Nadel kommen.

Balthasar, hilf mir! Halte den Dieb! Die klauen mir die Flüssigkeit, die ich so sehr brauche!

Mama spürt wohl, dass ich in Panik bin. »Sagen Sie, Doktor, das Fruchtwasser bildet sich doch nach?«

»Ja, in ein paar Stunden. Aber Sie können ganz beruhigt sein, wir entnehmen nur ganz wenig. Sie werden danach 24 Stunden liegen bleiben und alles wird gutgehen.«

Das war's. Die scheußliche Nadel verlässt ganz langsam meinen Lebensraum. Sie versuchen noch einmal, mir zwischen die Beine zu schauen, aber ich bin wirklich nicht in der Stimmung dazu. Lass uns nach Hause gehen, Mama, bitte.

Ganz schweigsam fahren wir heim. Mir geht es besser, aber Mama hat Schmerzen und macht sich Sorgen, dass ich ihr diesen Eingriff in meine Fruchtblase übel nehme. An der Wohnungstür passt Papa auf, dass Mama nicht über die Schwelle stolpert, und Mama betrachtet lächelnd den Fußabtreter. Wenigstens ist Papa nicht dort gelandet.

Mama legt sich hin und versucht zu schlafen. Ich spüre, dass sie Schmerzen im Unterbauch hat, sich nicht traut, sich zu bewegen, und an das Schlimmste denkt. Wenn die Fruchtblase nun platzt? Und wenn ich nun irgendwelche Missbildungen habe? Und wenn, und wenn, und wenn ...

Schließlich schläft sie ein, aber nach 20 Minuten hat sie einen unglaublichen Alptraum. Samurais schlagen sich mit Töpfchen voller Schokoaufstrich, während sie herumläuft und die Lichter löscht, die systematisch und unter Gelächter wieder angehen. Dann liefert sich ein Stier mit ihr ein Rennen, während sie in einem roten Rock auf grünem Gras Ski läuft. In dem Moment, als sie sich am Tiefkühlregal in einem Supermarkt festhält, um einer Frau zu entkommen, die ihr mit Zahnstochern in den Hintern piekst, weckt das Telefon sie auf.

Wer auch immer da anruft: Danke dafür, dass dieser Alptraum ein Ende hat! Der fing nämlich schon an, auch mir zuzusetzen. Das kann man sich gar nicht vorstellen, aber wenn die Mamas schlechte Träume haben, erleben wir sie mit. Seltsam nur, dass sich Mama, als sie die Augen aufmacht und den Hörer abnimmt, schon an nichts mehr erinnert. Aber sie hat Lust auf Schokolade. Hmmm, so ein kleines Täfelchen würde mir jetzt auch guttun. Warum auch nicht? Schließlich brauche ich Eisen, um zu wachsen, oder etwa nicht?

Das Ergebnis der Amniozentese soll in 14 Tagen kommen. Für alle anderen ist das überhaupt nicht lang, aber für uns drei eine Ewigkeit.

Mama dreht nervöse Runden, kann sich nicht konzentrieren, macht sich etwas zum Essen, isst aber nichts, geht ins Bad, hat aber keine Lust, sich zu duschen … Lachen und Weinen wechseln sich bei ihr erstaunlich schnell ab. Der Doktor erklärt ihr, dass das hormonell bedingt ist und sie sich keine Gedanken machen soll. Ich finde das trotzdem ein bisschen komisch. Das ist so wie mit dem Pipi: Jedes Mal, wenn Mama niest oder lacht, macht sie Pipi. Das macht sie wütend und bringt sie gleichzeitig zum Lachen. Ich glaube ja, dass das etwas mit mir zu tun hat … Entschuldige, Mama. Und dann – ich weiß ja nicht, ob das auch an mir liegt – hat sie die ganze Zeit Schluckauf, und dann, das dürfen Sie mir glauben, kann ich mich auf nichts mehr konzentrieren, weil ich so durchgeschüttelt werde. Und schlimmer noch: Der Schluckauf bringt sie zum Lachen. Also Schluckauf, Lachanfall, Schluckauf, Lachanfall, das macht ein Baby ganz schön müde.

Die Tage vergehen und Mama passt jeden Morgen die Post ab. Sie wartet auf den Laborbefund, aber der kommt nicht. Jetzt sind schon 16 Tage um, das ist eine lange Zeit. Schließlich hält sie es nicht mehr aus.

»Hallo? Ich warte auf das Ergebnis meiner Amniozentese. Ja, das ist jetzt 16 Tage her … Mein Aktenzeichen lautet X1250021. Ja, ich warte.«

»Hören Sie? Ich habe mit dem Labor gesprochen. Dort sagt man mir, dass Ihnen die Ergebnisse vor drei Tagen geschickt wurden.«

Mama ist ganz konsterniert.

»…«

»Hallo, sind Sie noch dran?«

»Ja, ich bin noch dran, aber was soll ich sagen? Ich habe die Ergebnisse nicht bekommen, aber Sie haben doch sicher eine Kopie davon, oder?«

»Hören Sie, am besten rufen Sie direkt beim Labor an. Ich gebe Ihnen die Nummer.«

Ich spüre, dass Mama langsam Angst bekommt. Zwei Mal verwählt sie sich.

»Guten Tag, ich rufe Sie auf Anraten meines Facharztes an, weil Sie mir das Ergebnis meiner Amniozentese anscheinend schon vor drei Tagen geschickt haben; aber ich habe nichts bekommen.«

»Aber nein, wir haben die Ergebnisse Ihrem Facharzt gefaxt. Der muss sie jetzt an Sie weiterleiten.«

»Machen Sie Witze?«

»Warum sollte ich?«

Da explodiert Mama.

»Sind Sie sich eigentlich darüber im Klaren, was Sie mir da antun? Die Praxis hier vor Ort bestätigt mir, dass Sie mir die Ergebnisse geschickt haben, die ich nie bekommen habe. Und Sie behaupten jetzt das Gegenteil. *Und was soll ich jetzt bitte machen?!*«

»Nun regen Sie sich doch nicht so auf. Rufen Sie in der Praxis an und klären Sie das mit denen. Und wenn es ein Problem gibt, dann rufen Sie mich nochmal an.«

Da haben wir den Salat. Mama hegt einen Verdacht. Was, wenn die Ergebnisse nun schlecht ausgefallen sind und sie in der Praxis nicht wissen, wie sie ihr das beibringen sollen? Sie zittert vor Angst und Wut und ruft erneut beim Facharzt an. Die Arzthelferin, ein halber Pitbull, fährt sofort ihre Krallen aus.

»Wie bitte? Die haben uns ein Fax geschickt? Nie im Leben!«

»Könnten Sie bitte nachschauen, ob noch genug Papier in Ihrem Faxgerät ist?«

Das hat Mama ganz leise, kaum noch hörbar gesagt. Sie ist am Ende ihrer Weisheit und wartet nicht mal mehr die Antwort ab. Sie legt den Hörer auf und ruft beim Labor an, wo ihre Gesprächspartner wenigstens ein bisschen verständnisvoller zu sein scheinen.

Die Assistentin dort – dieselbe wie zuvor – erklärt ihr, dass sie trotzdem nichts für sie tun kann. Das Fax ist rausgegangen. Punktum.

»Könnten Sie es vielleicht noch einmal schicken, bevor mein Arzt hier seine Praxis übers Wochenende zumacht?«

»Oh nein, das geht nicht, denn dazu brauche ich die Unterschrift des Oberarztes, und der ist schon gegangen. Aber ich versichere Ihnen, dass wir es wirklich weggeschickt haben, ich kann mich sogar noch an den Sendebericht erinnern. Ich glaube, dass man es bei Ihrem Arzt ganz einfach verschlampt hat. Haken Sie dort nochmal nach und rufen Sie mich dann wieder an. Ich werde sehen, was ich inzwischen für Sie tun kann.«

Endlich mal ein nettes Wort. Mama versucht, sich wieder zu beruhigen und tief durchzuatmen. Das tut mir gut, doch die Atempause ist nur von kurzer Dauer.

In der Praxis geht niemand mehr ans Telefon. Mama ruft wieder beim Labor an und stößt diesmal auf eine Putzfrau.

»Tut mir leid, aber die sind alle gegangen.«

Selten hat sich meine Mama so einsam und verlassen gefühlt wie in diesem Augenblick.

Ohne wirklich zu wissen, was sie tut, wählt sie noch einmal die Nummer der Praxis. Oh Wunder! Jemand nimmt ab. Mama ist so überrascht, dass sie einige Sekunden braucht, bis sie einen vernünftigen Satz hervorbringt. Und was für einen!

»Hören Sie mir gut zu, ich will es so klar wie möglich ausdrücken: Das Labor hat mir bestätigt, dass Ihnen gestern Nachmittag meine Ergebnisse gefaxt wurden. Also suchen Sie gefälligst danach! Rücken Sie die Möbel beiseite oder reißen Sie meinetwegen die Wände ein, aber *finden Sie endlich dieses verdammte Fax!* Ich weiß, dass Sie in 30 Minuten schließen. Aber ich setze mich jetzt ins Auto und bin in 20 Minuten bei Ihnen. Wenn Sie bis dahin meine Ergebnisse nicht gefunden habe, erwürge ich Sie!«

Mama legt auf, spürbar verstört.

Die Fahrt zum Arzt gleicht einem Formel-1-Rennen. Wenn ein Polizist sie jetzt stoppt, wird sie zubeißen. Mir ist ein bisschen flau im Magen, ich glaube, ihr auch, aber sie hat keine Zeit, das zu realisieren. Als sie die Tür zur Praxis öffnet, steht da die Arzthelferin mit einem weißen Umschlag in der Hand und einem breiten Grinsen im Gesicht. Mama hält so schlagartig inne, dass ihr nicht mal Zeit bleibt, vor ihrem nächsten Nervenzusammenbruch Luft zu holen.

»Sie … Sie haben meine Ergebnisse gefunden?«

Sie würde am liebsten vor Freude weinen.

»Bitte, sagen Sie mir, dass alles in Ordnung ist …«

Plötzlich ist Mama wieder dreieinhalb Jahre alt und voller Angst. Die Arzthelferin braucht gefühlte Stunden, bis sie den Umschlag aufkriegt, und mehrere Tage, bis sie das Blatt darin entfaltet hat. Schließlich schaut sie mit einem Lächeln auf.

»Ihre Ergebnisse sind völlig in Ordnung, alles wird gut.«

Schnell, einen Stuhl! Ich spüre, dass Mama mit mir zusammen gleich umkippen wird. Es hätte nicht viel gefehlt, und wir hätten jetzt einen Unfall gehabt. Ich habe einen Kumpel, dessen Mama im Bad mit dem Bauch auf den Rand der Badewanne gefallen ist. Er hatte gerade noch Zeit, mit den Armen sein Gesicht zu schützen. Er kam dann mit blauen Flecken auf dem Unterarm zur Welt. Ich schwör Ihnen, das ist die reine Wahrheit!

»Möchten Sie das Geschlecht wissen?«

»Ja. Oder nein! Bitte stecken Sie den Befund wieder in den Umschlag. Ich hätte gern, dass mein Mann mir das heute Abend verrät.«

Dann sind wir mit dem kostbaren Umschlag abgezogen. Im Auto bricht Mama zusammen, aber diesmal vor Glück.

»Liebstes Kind, du bist okay. Danke.«

Hihi, das liebste Kind bin ich, und ich bin okay, danke!

Die Stunden danach dauern endlos. Mama hat den Umschlag auf die Kommode im Flur gelegt und tigert davor auf und ab. Nicht aufmachen, ihn nicht gegen das Licht halten, nicht tricksen. Puh, ganz schön schwierig!

20:30 Uhr. Im Schloss dreht sich der Schlüssel. Papa kommt rein. Mama hat ihm schon am Telefon gesagt, dass ich wohlauf bin, aber er ist genauso ungeduldig wie sie und will endlich wissen, ob ich ein Junge oder ein Mädchen bin. Ein feierlicher Augenblick. Papa stellt seine Tasche ab, küsst Mama zärtlich und nimmt den Umschlag. Oh là là, Mamas Herz zieht sich zusammen, und meines auch. Nicht dass ich es besonders eilig hätte zu wissen, wer ich bin. Ich habe da schon so eine Idee. Aber ihre Gefühle überwältigen mich. Papa liest: »›Werter Herr Kollege, Sie haben uns die Durchführung der fetalen Karyotyp-Analyse Ihrer Patientin anvertraut …‹ Sieh mal einer an, das ist die Kopie des Briefes an deinen Arzt …«

Mama hört nicht mal zu.

»… ›Die Analyse im Rahmen der pränatalen Chromosomen-Untersuchung des Fruchtwassers, das Sie uns geschickt haben, hat keinerlei Anomalien hinsichtlich Anzahl oder Struktur der Chromosomen ergeben. Der Chromosomensatz lautet 46 XY. Das Geschlecht des Kindes ist männlich.‹«

Papa hält schlagartig inne, weil Mama in Tränen ausbricht.

»Schatz, wir werden einen Jungen haben.«

Na klar.

Mama kann nicht mehr aufhören zu heulen. So sehr hat sie von einem kleinen Jungen geträumt. Auch Papa ist ganz gerührt und denkt schon an spätere Fußball- und Tennismatchs mit mir. Ganz lange umarmt er Mama. Ein schöner Abend steht bevor.

Dann nimmt Mama das Hundefräulein auf den Arm, um ihm die Neuigkeit zu verkünden: »Weißt du, meine Süße, dass wir einen kleinen Jungen haben werden?«

Das Hundefräulein – das habe ich Ihnen noch gar nicht richtig erzählt – ist die Hündin von Mama und Papa. Von ihrem Standpunkt aus ist ein Baby das nutzloseste Ding überhaupt. Am Anfang hat sie, glaube ich, gar nicht so recht mitgekriegt, was los ist, aber nach ein paar Tagen habe ich gespürt, wie sie der Mama, also mir, um den Bauch gestrichen ist.

Sie legt ihre Schnauze drauf, schnüffelt und zieht beleidigt wieder ab. Für sie bedeutet die neue Situation – ganz gleich, ob ich ein Junge oder ein Mädchen bin –, dass man sich weniger mit ihr abgeben wird, und das gefällt ihr überhaupt nicht. Die Katzendame ist da cooler. Sie verbringt ihr Leben draußen, also ändert sich durch ein Baby für sie nicht viel, außer dass sie vielleicht ein bisschen mehr Milch von den Fläschchen abkriegt oder ein paar Fruchtzwerge stibitzen kann, aber das dauert ja noch eine Weile, und so nimmt sie es ganz gelassen. Das ist normal, schließlich ist sie eine Katze. Abends kommt sie und schnurrt mir ins Ohr. Das mag ich. Sie unterhält sich auch mit Balthasar. Ich glaube, das ist der sechste Sinn der Katzen. Mama verbringt ihre Zeit damit, ihr zu sagen, sie solle aufhören, auf ihrem Bauch herumzutrampeln und ihren Magen zu massieren, aber ich glaube, sie hat das gern, und ich mag die Katzendame. Jedenfalls hab ich es schon ganz eilig, mit ihr spielen zu können.

Sieh mal einer an, Mama hat schon wieder die verschärfte Telefonitis. In erster Linie muss sie die Freundinnen darauf vorbereiten, dass ein Junge unterwegs ist. Und so reagieren diejenigen, die ihrerseits einen Sohn haben und ganz entzückt davon sind: »Das ist super, wirst schon sehen! Kleine Jungs vergöttern ihre Mamas.«

Und das sagen diejenigen, die schon einen Jungen haben und davon geträumt haben, bei uns ein kleines Mädchen in ihren Armen wiegen zu können: »Ah ja? Wäre ein Mädchen nicht netter gewesen?«

Mama ist sauer.

Dann sind da noch diejenigen, die schon ein kleines Mädchen haben, sich aber eigentlich einen Jungen gewünscht haben: »Du hast vielleicht ein Glück!«

Diejenigen schließlich, die schon ein kleines Mädchen haben und um nichts in der Welt ein Jungen wollten, reagieren so: »Na dann, viel Spaß!«

Mama ist wieder sauer.

Leute, die kein Baby haben, sagen: »Hauptsache, du bist glücklich.« Oder: »Dann kaufen wir also was Himmelblaues.«

Mama liebt Dunkelblau, Beige und Schwarz, aber keiner fragt sie, was ihr gefällt. Dann also Himmelblau.

Ich werde himmelblaue Schlafsäcke, himmelblaue Decken, himmelblaue Bademäntel, Lätzchen, Nestchen und einen himmelblauen Kinderwagen haben …

Stopp, was den Kinderwagen anbelangt, hat Papa noch nicht das letzte Wort gesprochen!

Jedenfalls verbringt Mama den kompletten Abend am Telefon. Ich kann nicht mehr. All die Debatten um den intimsten Teil meiner Anatomie strengen mich ziemlich an. Ich rolle mich zusammen und schlafe ein bisschen.

Oh, das hätte ich fast vergessen: Wissen Sie eigentlich, wie groß ich jetzt bin? Sie werden es nicht glauben: 23 Zentimeter. Und ich wiege 300 Gramm. Der Körper eines Athleten, sag ich Ihnen!

23. WOCHE

Größe:
25 Zentimeter

Gewicht:
500 Gramm

Ich fasse mal zusammen: Seit fünf Monaten gibt es mich jetzt schon. Ich bin die Anmut in Person, ich bin ein Junge, und abgesehen vom letzten Winkel Tadschikistans ist alle Welt auf dem Laufenden, was mich betrifft. Aber da gibt es etwas, was Mama noch nicht weiß, und ich werde ihr damit eine kleine Überraschung bereiten. Also, ich leg mal los.

17:00 Uhr, Berufsverkehr. Es ist schönes Wetter, und der Stau hält sich für diese Uhrzeit noch halbwegs in Grenzen. Mama sitzt im Auto und steht wie alle anderen vor einer roten Ampel, als …

»Aber … Oh … Nein … Ich spüre, dass sich in meinem Bauch etwas tut … Ist das die Pizza von heute Mittag oder … nein, das ist weiter unten.«

Hinter uns geht ein Hupkonzert los, die Ampel ist jetzt grün, aber Mama fährt keinen Millimeter weiter. Sie kann nicht glauben, was sie da vermutet, und macht einen vorsichtigen Versuch: »Hey Baby, bist du das?«

Ich versetze ihr einen zweiten kleinen Stoß. Oh je, da läuft ihr eine Träne über die Wange.

»Baby … Mein Baby …«

Mama, meine Mama. Geschafft, sie stürzt sich auf ihr Handy.

»Schatz? Bist du im Büro? Störe ich dich? Weißt du, warum? Ich hab es gespürt. *Ich hab es gespürt!* Was ich gespürt habe? Wie meinst du das? Unseren kleinen Mann! Das fühlt sich an, als hätte ich einen kleinen Goldfisch im Bauch. Er bewegt sich und kitzelt ein bisschen, das ist ein unglaubliches Gefühl, wirklich unglaublich!«

Mama, ich will ja kein Spielverderber sein, aber du solltest jetzt besser Gas geben, sonst stehen wir heute Abend noch hier und müssen uns von Autofahrern beschimpfen lassen, die deine Begeisterung keineswegs teilen.

Heim und ab aufs Sofa. Stille. Konzentration. Mit beiden Händen auf dem Bauch wartet Mama ganz gespannt. Okay, ich werde nett sein und mich melden. Bumm! Einen Stoß mit dem Ellbogen oberhalb des Nabels. Mama ist baff. Ich bin zwar klein, aber das hat eine enorme Wirkung auf sie.

Den ganzen Abend lang traktiert sie Papa mit der Bitte, seine Hände doch mal »dahin, genau dahin« zu legen. Papa wirkt irgendwie ängstlich. Komisch, jedes Mal, wenn ich eine Bewegung mache, zieht er seine Hand zurück, als hätte er Angst, ich würde ihn beißen. Meine Kumpels haben mir gesagt, dass Väter oft so sind. Wir kommen ihnen ziemlich abstrakt vor, solange wir noch in Mamas Bauch sind. Das heißt nicht, dass sie uns nicht gern haben – nur können sie sich uns besser vorstellen, wie wir im Schmetterlingsstil die 50-Meter-Bahn durchpflügen, anstatt still in unserem Fruchtwasser zu dümpeln. Das ist alles. Die sachten Fußtritte und Fausthiebe, die zu kleinen Beulen auf Mamas Bauch führen, sind ihnen unheimlich, geradezu suspekt.

Mamas Freundinnen sind da mitfühlender. Jedes Mal, wenn sie mich besuchen und mich spüren, sind sie ganz gerührt, eine hat sogar ein paar Tränen vergossen. Ihr müsst euch deswegen aber nicht gleich in denselben Zustand versetzen, liebe Mädels! Lustig ist auch die Komplizenschaft unter Bäuchen, wenn Mama auf der Straße einer anderen werdenden Mama begegnet. Dann lächeln beide sofort. Dicke Bäuche sprechen dieselbe Sprache, so viel ist sicher. Und dann die immer gleichen Fragen:

»Ist das Ihr Erstes?«

»In welchem Monat sind Sie?«

»Wird es ein Junge oder ein Mädchen?«

»Ist alles in Ordnung bei Ihnen?«

»Wo bringen Sie es zur Welt?«

»Wird Ihr Mann dabei sein?«

»Wie machen Sie das mit der Kinderbetreuung?«

Und so weiter.

Mama und ich haben diese Art Unterhaltung schon ein gutes Dutzend Mal geführt, ohne dessen überdrüssig zu werden. Sie vor allem. Ich bin ja mehr der Beweggrund für solche Gespräche.

Apropos Bewegung, da habe ich ein Problem. Je größer ich werde, desto mehr muss ich mich bewegen, aber je mehr ich mich bewege, desto mehr tue ich Mama weh. Am Anfang hat sie sich nur das Kreuz gehalten und ein bisschen gestöhnt, aber jetzt scheint das gravierender zu werden. Immer öfter setzt sie sich hin und kreist mit dem Becken, und gestern hat sie sogar ihren Osteopathen angerufen. Ich bin gespannt, was der da machen wird. Er sieht ja ganz nett aus, aber ich bin allen Leuten gegenüber misstrauisch, die Mama und mich betatschen wollen.

Nach einer Voruntersuchung, die wirklich nicht unangenehm war, berührt er mich durch Mamas Bauchdecke hindurch. Das ist ein drolliges Gefühl, als ob er genau wüsste, wo ich bin. Verstecken spielen geht mit ihm nicht.

Erste Erkenntnis: »Ihr Baby liegt sehr hoch. Deshalb drückt es auf Ihren Magen und hindert Sie manchmal am Durchatmen.«

Zweite Erkenntnis: »Es drückt auf eine bestimmte Stelle in Ihrem Becken und blockiert dadurch Ihren Ischiasnerv. Daher Ihre Rückenschmerzen.«

Dann die dritte Erkenntnis, die Mama – ich spüre es genau – den Rest geben wird: »Ich will Sie ja nicht entmutigen, aber das ist erst der Anfang … Je größer das Baby wird, desto mehr wird es da draufdrücken und Ihnen Schmerzen verursachen.«

Meine liebe Mama, ich bin untröstlich, aber das kommt daher, dass ich so groß bin und so viel Platz brauche. Ich werde versuchen, mich kleiner zu machen, aber ich kann dir nichts versprechen.

»Ich schlage Ihnen vor, dass wir ab jetzt regelmäßig Termine machen, bei denen ich Sie entsprechend unterstütze.«

Mama lässt sich nicht lange bitten. Also werden wir uns regelmäßig sehen.

Schon beim ersten Termin macht dieser Osteopath etwas Unglaubliches: Er bewegt mich!

Wirklich, es gelingt ihm, mich dahin zu bringen, dass ich eine Idee tiefer liege, und all das geschieht ganz sanft.

Na ja, ich bin noch nicht sicher, ob ich in dieser Position bleiben kann, und es ist sehr gut möglich, dass ich schnell wieder zu meinen alten Gewohnheiten zurückkehre, aber Mama macht inzwischen einen viel entspannteren Eindruck.

»Was Ihnen auch helfen könnte, sind pränatale Gesangsstunden.«

Mama fängt schallend an zu lachen. Ehrlich gesagt ist sie nicht besonders gut im Singen. Wenn sie es doch einmal probiert, hört sich das sogar hier drinnen katastrophal an.

Der Osteopath aber schaut ganz ernst.

»Lachen Sie nicht – es geht nicht darum, Konzerte zu geben, sondern zu lernen, bestmöglich zu atmen und die Schmerzen singenderweise in den Griff zu bekommen.«

Wenn ich so darüber nachdenke, würde mir das gefallen, wenn Mama mir Lieder vorsingt, aber sie scheint davon nicht überzeugt zu sein. Komm, Mama, probier es mal, schau dir wenigstens mal an, wie das geht.

»Na gut, sagen Sie mir, wo das ist, dann werde ich mir das mal ansehen.«

»Mo … mo … momomomomomo …«

»Kommen Sie, noch einmal.«

»Mo … mo … momomomo …«

Sie fragen sich, was da passiert? Na ja, es ist so weit, wir sind beim pränatalen Singen, und es gefällt uns sehr. Obwohl Mama einen Schock gekriegt hat, als wir da vor dem Gebäude ankamen. Ein gutes Dutzend werdende Mütter auf einem Haufen, manche davon kurz vor dem Platzen, quasi eine Herde von Bäuchen, die ihr nicht unbedingt gefallen hat. Sie fühlte sich mit unserem kleinen Bauch so einzigartig, hat es den anderen aber dann schnell gleichgetan: barfuß im Halbkreis in einer möglichst bequemen Haltung, das heißt, alle fünf Minuten die Stellung wechselnd, hat sie ihre Stimmübungen angefangen.

»Mo … mo … momomo …«

Am seltsamsten ist, dass es funktioniert. Es entspannt, und ich weiß nicht recht, wie und wo genau, aber Mama atmet besser, und ich auch. Und dann singt sie richtige Lieder, während sie von einem Fuß auf den anderen wechselt, was mich angenehm hin und her wiegt. Das ist echt toll! Und ich bin sicher, dass meine Kumpels das genauso mögen wie ich. Sag, Mama, wir kommen doch wieder hierher? So wie sie am Ende des Kurses gelächelt hat, ist sie, glaube ich, einverstanden.

Nach so viel Singen haben wir uns eine Belohnung verdient. Jetzt gibt es mich schon fünf Monate, in weniger als vier Monaten werde ich auf die Welt kommen. Zeit also, an meine Garderobe zu denken. Bisher hat sich Mama nur die Schaufenster angesehen, sich aber nicht getraut, in die Läden reinzugehen, geschweige denn etwas zu kaufen. Jetzt aber traut sie sich. Sie geht zu einer großen Baby-Boutique, die mir sehr gefällt. Heute konzentrieren wir uns auf die Bodys, die Anzüge, die T-Shirts, die Söckchen, die Mützen …

Oh! Guck mal, Mama, diese nette Kombination hier, beige und dunkelblau gestreift. Wie hübsch das ist und wie gut es mir stehen würde. Die Botschaft ist angekommen.

»Könnten Sie mir bitte die blau-beige gestreifte Kombination zeigen?«

Aber plötzlich hält Mama inne. Welche Größe soll sie nehmen? Die Größen 50 und 56 für Neugeborene erscheinen ihr zu klein, vor allem, wenn ich schon groß auf die Welt komme. Sie fragt die Verkäuferin.

»Die meisten Mütter nehmen eine oder zwei Garnituren in der Größe 56, und dann springen sie gleich zur Größe 68.«

Weißt du, Mama, jetzt kann ich es dir ja sagen: Ich werde von Anfang an ein großer kleiner Mann sein, also nimm die größere Größe.

»Ich nehme es in Größe 68, die Ärmel kann ich ja am Anfang umkrempeln.«

Gut gemacht, Mama! Denk auch dran, Anziehsachen zu nehmen, die seitlich auf- und zugehen, so dass man sie nicht über den Kopf ziehen muss, denn als Baby hat man einen Horror davor, den Kopf durch Kragen zwängen zu müssen.

Meine Mama sieht ganz glückselig aus, wie sie da in den kleinen Sachen wühlt. Sie faltet sie auseinander, befühlt sie, legt sie wieder zusammen und vergleicht. Und sie spickt, was andere Mütter kaufen.

Ich finde, sie hat einen guten Geschmack. Sie sucht viele Sachen aus, die mir sehr gefallen.

»Darin wirst du herzig aussehen, mein Engel.«

Danke, Mama. Wir verlassen den Laden mit zwei großen Tüten hübscher Sachen, die Mama waschen, liebevoll zusammenlegen und in meine zukünftige Kommode legen wird.

Als sie zum ersten Mal all meine Bodys und T-Shirts aus der Waschmaschine räumt, findet sie das ziemlich komisch. Sie stellt sich vor, sie hätte Papas Sachen gewaschen, die nun alle eingelaufen wären. Sie lacht und hängt sie zum Trocknen auf die Terrasse.

Nach der Kleidung nehmen sich Mama und Papa an diesem Wochenende mein zukünftiges Zimmer vor, also Papas Arbeitszimmer … Tut mir leid, Papa, aber da wird ein super Spielzimmer draus. Ich hätte gern eine Borte mit lauter blauen Teddys drauf, einen roten, kuschelig weichen Teppichboden, Möbel und Bett aus antikem Holz und Stores, die für ein gedämpftes Licht sorgen. Ich spüre schon, dass ich mich da wohlfühlen werde.

Apropos Bett: Davon habe ich Ihnen noch gar nicht erzählt, aber das war auch so eine Geschichte. Da gibt es so viele Modelle, dass Papa und Mama nicht mehr wussten, wo ihnen der Kopf stand.

Schließlich haben sie das Bett genommen, das im Schaufenster stand. Ein einfaches Modell mit eng stehenden Stäben, so dass ich mir nicht den Kopf einklemmen kann. Außerdem ist es dreifach höhenverstellbar, denn je größer ich werde, desto tiefer muss die Matratze liegen, damit ich darin sicher bin. Das Bett hat eine solide Matratze, die vor allem auch gegen Milben vorbehandelt wurde. Da gibt es nichts zu meckern, alles wunderbar. Mama und Papa haben sogar daran gedacht, gleich zwei Matratzenbezüge zu kaufen, und das war's auch schon. Denn bevor ich 18 Monate alt bin, brauche ich weder ein Kopfkissen noch ein Laken oder ein Deckbett. Dafür brauche ich zwei leichte Schlafsäcke. Leicht, weil ich im Sommer zur Welt kommen werde, und zwei, weil sie zum Trocknen lange brauchen.

Noch ein Rat von einem Baby: Vermeiden Sie Schlafsäcke mit Knöpfen. Es könnte sein, dass wir sie abreißen und verschlucken. Solche mit Bändchen zum Zuschnüren an beiden Seiten sind auch nicht sehr praktisch, weil müde Mütter leicht genervt sind, wenn es ihnen nicht gelingt, diese ordentlich zu binden. Ideal sind solche mit einem einfachen Reißverschluss, der von oben nach unten verläuft. Außerdem hätte ich den Schlafsack gerne aus einem Stretchmaterial, damit ich da drin mehr Bewegungsspielraum habe. Aber damit genug für heute.

Wir haben nämlich noch einen wichtigen Termin: die zweite Ultraschalluntersuchung.

Das Prinzip kennen Sie ja schon: Man trinkt zu Hause viel Wasser, geht auf keinen Fall mehr Pipi machen, man wartet ewig im Wartezimmer, man stört sich nicht daran, wenn der Arzt ein komisches Gesicht macht – er konzentriert sich nur –, und man hüpft nicht von der Liege, weil das grüne Gel so kalt ist, und sagt auch nicht »Ihhh! Sie kitzeln mich!«. Das macht einen schlechten Eindruck. Und man stellt keine dummen Fragen nach dem Motto: »Hat er wirklich beide Ohren?« Man schaut auf den Bildschirm und wartet geduldig auf eine Äußerung, die in meinem Fall lautet: Ich bin 25 Zentimeter groß! Ich habe Ihnen ja gesagt, dass ich ziemlich geschuftet habe. Ich habe Haare und Fingernägel und wiege zirka 500 Gramm, was ziemlich okay ist. Ein Traum von einem Körper! Mama und Papa sehen ganz verzückt aus, aber Mama ist trotzdem erstaunt.

»Sagen Sie, was macht er denn da?«

Der Arzt und Papa beugen sich über den Bildschirm. Stille.

Mama hat einen Verdacht.

»Sieht aus, als würde er eine kleine Schnute ziehen …«

Der Arzt lacht.

»Stimmt, so ist es. Er schmollt mit seiner Unterlippe. Soll ich ein Foto davon machen?«

Mama ist einverstanden, aber Papa ist beunruhigt. Papa ist zurzeit überhaupt sehr beunruhigt. Alles kommt ihm seltsam vor. Wenn ich mich nicht rühre, ist das nicht normal; wenn ich mich zu viel bewege, dann habe ich wahrscheinlich ein Problem; wenn Mama müde ist, fragt er sich, warum; wenn sie fit ist, findet er das verdächtig … Verrückt, wie nervös zukünftige Väter sein können. Wie zum Beweis fragt er den Arzt jetzt: »Sind Sie sicher, dass das nicht bleibend ist?«

Ist es, Papa, ich werde schmollend zur Welt kommen, und das wird so bleiben, bis ich ungefähr 80 bin.

Der Arzt beruhigt ihn, während ich noch eine Grimasse schneide, weil ich weiß, dass sie mir zuschauen.

Zu Hause kriegt sich Mama immer noch nicht wieder ein.

»25 Zentimeter! Kannst du dir das vorstellen? Ich habe ein 25 Zentimeter großes Baby im Bauch.«

Na klar, ich trau mich kaum, ihr zu sagen, dass ich bald doppelt so groß sein werde. Alles zu seiner Zeit.

»Hast du Lust, eine Runde durch das Babygeschäft zu drehen?«

Kluger Schachzug von Papa. So muss man mit Mama reden. Also sind wir losgezogen. Dieselbe Verkäuferin wie beim letzten Mal. Sie freut sich, uns drei wiederzusehen, denn heute werden sämtliche Register gezogen.

Einen Pucksack? Und in welcher Farbe?

Eine Babyschale? Das Modell zum Wippen oder die gepolsterte Version?

Eine Badewanne? Die faltbare Hänge-Version, mit Seitentaschen an Saugnäpfen, aufblasbar, oder lieber aus ergonomisch geformtem Plastik? Blau, gelb, rosa, orange?

Ein Babyphone. Sehr wichtig. Mit oder ohne Lämpchen? Mit oder ohne integriertes Thermometer? Eines, das man am Gürtel festmachen kann? Mit 500 Meter Reichweite, ist das okay für Ihre Dreizimmerwohnung? Mit Batterien oder Akku?

Die Version hier ist doppelt so teuer. Was kann die sonst noch?

Einen Babytragegurt? Ein absolutes Muss. Die horizontale oder die vertikale Version? Bis zu neun oder bis zu 13 Kilo? Gestreift, gepunktet oder einfarbig?

Und einen Auto-Kindersitz? Gruppe 0-1, 1-2 oder 1-2-3?

Und einen Einsatz für Kinderwagen und Babyschale, speziell für Neugeborene? Aus Schaumstoff oder aus Stoff?

Und was ist mit einem Fläschchenwärmer? Haben Sie daran schon gedacht?

Oh nein, in den passen nicht alle gängigen Fläschchen hinein. Nur die kleinen. Hier haben wir noch einen, den Sie an den Zigarettenanzünder anschließen können. Sehr praktisch, wenn man unterwegs ist. Oder den hier: Der heizt sich auf, wenn man die Kapsel in dem Gel durchbricht, das dann warm wird. Ja, das dauert etwas länger, aber den können Sie überallhin mitnehmen.

Und hier noch der Windeltwister. Den kennen Sie nicht? Un-ver-zicht-bar zur Vermeidung von Gerüchen in Ihrem Bad. Da legen Sie die Windel rein und drehen dann an dem Ring, und schwupp, ist alles hermetisch abgedichtet. Ein wahres Wunderwerk!

Der Sterilisator, wir haben den Sterilisator vergessen. Nein, der sterilisiert nicht alle Fläschchen, nur die von derselben Marke, sonst nehmen Sie den hier, aber der ist teurer und passt nicht in die Mikrowelle. Der da schon, aber der ist nicht kompatibel mit den Fläschchen, die Sie gerade gesehen haben.

Das da? Das ist ein Baby-Spieltrainer. Ja, auch für die Kleinsten, mit Zusatzspielzeug. Die Farben und Formen regen die Phantasie des Babys an. Den Spieluhr-Wombel-Bombel können Sie an seinem Bettchen aufhängen. Und hier noch ein Schnuller mit Kette, fluoreszierend, damit das Baby ihn im Dunkeln findet. Zum Nasensauger kommen wir später noch …

Das ist eine Baumwolldecke mit Löchern, damit das Baby nicht erstickt.

Hier haben wir Scheren mit abgerundeten Spitzen oder die spezielle Baby-Nagelzange, kommt drauf an, was Ihnen lieber ist. Doch, doch, man muss den Babys ab dem ersten Monat die Nägel schneiden.

Ja, ich zeig Ihnen den Nasensauger. Sie drücken da drauf, und auf der anderen Seite kommt es dann heraus. Nein, eklig ist das nicht. Andere Mütter mit Neugeborenen haben das auch. Davon gibt es auch eine elektrische Version.

Wie bei der Milchpumpe. Die gibt's mechanisch oder elektrisch, ganz wie Sie wollen. Das tut am Anfang ein bisschen weh, aber Sie kriegen das hin.

Haben Sie schon an Still-BHs gedacht? Einmal-Slips sollten auch nicht fehlen.

Das da ist ein Hüftgürtel, um Ihren Rücken zu unterstützen. Ja, ich weiß, der tut vor allem ab dem sechsten Monat weh.

Und das ist ein Stillkissen, auch während der Schwangerschaft sehr praktisch, und später kann man damit das Baby abstützen. Nein, der Bezug ist nicht inbegriffen. Blau oder gelb. In Weiß habe ich auch mehrere da.

Hier haben wir Schirmchen für den Kinderwagen. Und hier eine Regenschutzhaube. Nein, die passt nicht für alle Modelle. Von den Laufställen haben wir acht Modelle. Aus Holz, mit Stoff- oder Netzeinfassung. Rund, oval, quadratisch, höhenverstellbar und mit herausnehmbarer Bodenplatte. Welches der allerbeste ist? Sehen Sie selbst.

Der Kinderhochstuhl: Ab dem vierten Monat, mit Sitzverkleinerer für Babys. Hier der zeitlose Klassiker aus Holz. Und hier das Kunststoff-Modell, höhenverstellbar und zusammenklappbar. Mit abnehmbarem Tischbrett, gepolstert, mit oder ohne Gurt. Ja, das ist abwaschbar.

Das kükengelb-türkise Modell gefällt Ihnen nicht? Das wird aber sehr gern genommen.

Haben Sie an Badetücher mit Kapuze gedacht, wenn das Baby aus der Wanne kommt? Da brauchen Sie mindestens zwei. Apropos Badewanne: Haben Sie das bunte Bade-Spielzeug gesehen mit dem Aufbewahrungsnetz dazu?

Tür- und Schubladensicherungen benötigen Sie erst später, aber die können Sie ja schon mal im Hinterkopf behalten.

Das Nestchen! Jetzt hätten wir fast das Nestchen vergessen!

Nehmen Sie zwei, damit es um das ganze Bettchen herumreicht und das Baby sich nirgends stößt, und nochmal zwei zum Wechseln.

Und ein Nachtlicht für dezente Beleuchtung zum Einschlafen.

Eine Windelbox.

Einen weichen Kunststofflöffel für seine erste richtige Mahlzeit. Der hier verändert seine Farbe, wenn die Nahrung noch zu heiß ist.

Wichtig ist auch ein Babykissen, damit sein Kopf beim Schlafen ein bisschen erhöht liegt. Bei Schnupfen unabdingbar.

Und ein Nackenkissen, damit Sie ihm das Köpfchen überall gut hinbetten können. Aus Schaumstoff, ist besser wegen des Schwitzens.

Ah, das da! Das ist eine Hülle für seinen Gesundheitspass. Mit einer Giraffe drauf.

Habe ich Ihnen schon die Kindersicherungen für Steckdosen gezeigt?

Und die Wickeltische? Wir haben den Wickeltisch ganz vergessen! 17 Modelle haben wir da.

Mit oder ohne integrierte Wanne. Zusammenklappbar oder fix. Mit oder ohne Schubladen.

Oder Sie legen eine Wickelauflage auf ein Brett zwischen zwei Waschbecken. Ja, das geht, wenn das Brett groß genug ist. In dem Fall brauchen Sie eine Wickelauflage mit Rand, damit das Baby nicht herunterfällt. Nein, die habe ich nicht mehr in Himmelblau, nur noch in Gelb.

Und was den Kinderwagen anbelangt, haben Sie da an die richtigen Reifen für die Stadt gedacht? Mit den breiten Reifen kommen Sie nämlich nur sehr schwer in die Geschäfte …

Haben Sie schon eine Wickeltasche? Das ist ein absolutes Muss. Da packen Sie alles hinein, wenn Sie das Haus verlassen. Das Modell *Vanity* mit integrierter Wickelauflage ist wirklich praktisch. Ein bisschen teurer, stimmt schon, aber sehr praktisch. Das Modell da hat ein Thermofach, damit das Fläschchen warm bleibt.

Und was ist mit dem Dampfmixer? Alles in einem, den brauchen Sie ab dem vierten Monat.

Haben Sie sich schon für ein Reisebettchen entschieden? Beeilen Sie sich, ich habe nur noch zwei.

Nein, da kommen Sie nicht drum herum. Wo soll das Kind denn schlafen, wenn Sie bei Freunden oder Verwandten zu Besuch sind?

Wie bitte? Ja, die Matratze ist mit drin. Der Matratzenschoner ist von derselben Größe wie derjenige vom Kinderbett, das Sie bestellt haben.

Haben Sie nicht gesagt, dass der Kleine zusammen mit einem anderen Kind betreut wird? Dann brauchen Sie unbedingt einen Doppelkinderwagen. Das Kindermädchen kann ja allein nicht zwei Kinderwagen gleichzeitig schieben … Aber da haben Sie Glück, wir haben gerade eine Sonderaktion für Doppelkinderwagen. Die Farbe ist zu schrill? Na ja, aber bei dem Preis … Außerdem ist das alles, was wir noch dahaben, und glauben Sie mir, das ist wirklich ein Schnäppchen!

Ihren einfachen Kinderwagen, wann haben Sie den denn bestellt?

Doch, doch, der ist gut, aber Sie werden sehr bald auf einen Buggy umsteigen. Den kriegt man viel leichter ins Auto und kann ihn leichter schieben, wenn das Baby seine ersten Schritte macht.

Da fällt mir noch etwas ein … Sind Sie eigentlich für oder gegen Schnuller?

Was heißt weder noch?

Sie sollten trotzdem zwei oder drei nehmen, falls Ihr Baby danach verlangt. Sie ahnen ja nicht, was es für Schnullerkinder gibt …

Das da ist eine Kette, mit der man den Schnuller am Kinderwagen festmachen kann. Damit er nicht in den Rinnstein fällt.

Bevor ich es vergesse: In welchem Farbton hatten Sie Ihr Nestchen bestellt?

Ah ja …

Ich frage das, weil dieser Farbton ein Auslaufmodell ist. Wenn Sie also für später passende Bezüge dazu wollen, müssen wir die jetzt bestellen, verstehen Sie? Es wäre doch schade, wenn Nestchen und Bezüge nicht zusammenpassen würden. Wie sieht denn Ihr Budget aus?

Bumm!

Das Geräusch kommt von Mama und mir: Wir haben uns gerade auf den nächstbesten Sessel plumpsen lassen. Papa hat den Laden schon längst verlassen, um draußen frische Luft zu schnappen. Wahrscheinlich hat er da Bekanntschaft mit all den anderen Vätern gemacht, die ebenfalls rausgegangen sind, um einen Moment zu verschnaufen.

Mama weiß nicht mehr, ob sie lachen oder weinen soll. Ihr schwirrt der Kopf, und mir ebenso. Sie schaut die Verkäuferin ganz bedröppelt an.

»Hören Sie, ich nehme den Schnuller. Wenn Sie mir für alles andere Prospekte mitgeben, komme ich nächste Woche wieder. Ich bin ja erst im fünften Monat, da haben wir ja noch ein bisschen Zeit.«

Die Verkäuferin sieht nicht sehr überzeugt aus.

»Die Zeit geht schnell vorbei, wissen Sie. Ich habe nicht alles auf Lager und die Lieferung dauert manchmal lange. Aber das liegt ganz bei Ihnen. Und wann sind Sie im sechsten Monat?«

Endlich draußen, atmet Mama einmal tief durch. Dort steht Papa und deutet lächelnd auf das Schaufenster. »Schau nur, was für ein niedliches Thermometer für die Badewanne.«

Ein Thermometer für die Wanne? Mama fängt schallend an zu lachen. »Weißt du was? Wir haben das Thermometer für die Badewanne vergessen!«

Zu Hause hat meine Mama Lust, ein Bad zu nehmen, und das ohne Thermometer! Sie lässt uns in das heiße Schaumbad gleiten und vertieft sich in ihre Lieblingszeitschrift. Diesmal geht es ums Einkaufen, und sie muss herzlich lachen.

Im Supermarkt

Einkauf im Supermarkt. Kann sich jemand vorstellen, welch ein Stress hinter diesen drei Wörtern stecken kann? Bei den Einkaufswagen erklären Sie Ihrem kleinen Liebling, dass er zum ersten Mal wie ein Großer in dem kleinen Sitz des Einkaufswagens sitzen und dann mit Ihnen zusammen wie ein Erwachsener die Einkäufe erledigen darf.

»Kalussell, Kalussell«, ruft Ihr Kleiner begeistert.

»Karussell? Ja, mein Schatz, das ist wie im Karussell, wirst schon sehen, das macht großen Spaß.«

Ihm vielleicht. Ihnen nicht. Das fängt schon damit an, dass Sie, nachdem Sie Ihren Sohn mühsam in den Kindersitz des Einkaufswagens verfrachtet haben, feststellen, dass es da keinen Gurt gibt, mit dem Sie ihn sicher festzurren können, und er bei jeder Kurve in hohem Bogen rausfliegen kann. Schon bei der bloßen Vorstellung schlägt Ihnen das Herz bis zum Hals. Ihr kleiner Liebling mitten im Salat, was für ein unerträgliches Bild.

Also versuchen Sie mehr schlecht als recht, ihn mit einer kleinen Decke festzustecken. Die er natürlich unverzüglich wieder herauszerrt und auf den Boden wirft. Sie geben sich geschlagen und sagen sich, dass schon Tausende Kleinkinder in Einkaufswagen gesessen haben, ohne gleich über Bord zu gehen. Erhobenen Hauptes steuern Sie die Regale an und denken noch, dass Ihr Kind auch nicht schlimmer ist als andere.

Aber da liegen Sie falsch. Nach fünf Minuten geht eine Japanerin mit angewidertem Blick an Ihnen vorbei, weil Ihr Sohn hingebungsvoll die kurze Kette lutscht, die an jedem Einkaufswagen hängt. Sie schlagen verschämt die Augen nieder und ziehen ein feuchtes Tuch aus Ihrer Tasche.

Die Japanerin ist in einem anderen Gang verschwunden. Sie setzen Ihre Einkäufe fort, bis eine alte Dame Sie ermahnt. »Entschuldi-

gung, ich glaube, Ihr Kind fällt gleich heraus.«
Sie denken, dass die alte Dame mit der Japanerin unter einer Decke steckt und die beiden Ihnen den Vormittag vermiesen wollen. Nur um sicherzugehen, werfen Sie einen Blick auf den Einkaufswagen hinter sich. Ihr Kleiner, der sich herausgewunden hat, um wer weiß wonach zu angeln, hängt mit einem Bein in der Luft und wird tatsächlich jeden Augenblick hinunterfallen.
Sie stoßen einen spitzen Schrei aus, richten Ihr Kind wieder auf und bedanken sich bei der alten Dame, die kopfschüttelnd – tss, tss, tss – und mit entrüsteter Miene weitergeht. Was sind Sie bloß für eine Mutter, die ihr Kind so im Einkaufswagen sitzen lässt? Sie setzen Ihre Einkäufe fort, indem Sie Ihren Stammhalter mit einem Arm gut festhalten. Mit dem anderen versuchen Sie die Waren aus den Regalen zu angeln, ohne das Kind loszulassen. Dem reicht es jetzt und es fängt an zu brüllen, als hätte es gerade einen Löffel Meerrettichsenf verschluckt. Sie wissen nicht mehr, ob Sie lachen oder weinen sollen. Ihr Sohn übrigens auch nicht. Auch auf die Gefahr hin, für eine Kriminelle gehalten zu werden, schnappen Sie sich die nächstbeste Packung Kekse, reißen sie auf und geben dem Kleinen einen auf jede Hand.
Bei zwei Minuten und 25 Sekunden pro Keks (er hat noch nicht allzu viele Zähne) haben Sie die Chance, bis ans Ende Ihrer Einkaufsliste und zur Kasse vorzustoßen. Dort angelangt, stellen Sie aufgrund der pikierten Miene des Herrn vor Ihnen fest, dass Ihr Kleiner nicht gerade nach Rosen duftet. Sie tun so, als hätten Sie nichts bemerkt. Wie soll man schon einem Kind im Einkaufswagen die Windel wechseln?
Sie grinsen also die Kassiererin mächtig an in der Hoffnung, dass sie sich etwas beeilt, aber die ignoriert Sie einfach. Außerdem muss sie erst noch die Kassenrolle wechseln und Kleingeld anfordern. Stoisch tun Sie so, als wären Sie vollkommen gelöst und entspannt.
Eine gute halbe Stunde später haben Sie Ihren Sohn aus dem teuflischen Einkaufswagen befreit und wieder in seinem Kindersitz im Auto festgezurrt.
In dem Moment, als Ihnen klar wird, dass Sie außer Ihrem leise stinkenden Kind auch noch alle Einkäufe ins Auto räumen müssen, treffen Sie eine längst überfällige Entscheidung: Sie werden im Internet alle Anbieter heraussuchen, die Ihnen die Einkäufe frei Haus liefern …

28. WOCHE

Größe:
33 Zentimeter
Gewicht:
1150 Gramm
Nicht schlecht, oder?

Neuerdings sehe ich Licht durch meine Augenlider. Das ist seltsam. Meine Nasenlöcher sind aufgegangen, und auch meine Lungenflügel und Blutgefäße entwickeln sich mit einer erstaunlichen Geschwindigkeit. Ich laufe auf Hochtouren.

Da gibt es noch eine Sache, über die ich mit Ihnen bisher nicht reden konnte: den Ort meiner Geburt. Der Doktor hat Mama gefragt, ob sie lieber ins städtische Krankenhaus oder in eine Privatklinik will. Seiner Meinung nach ist die medizinische Versorgung in den Krankenhäusern ausgezeichnet, nur in menschlicher Hinsicht lassen sie dort manchmal zu wünschen übrig. Er selbst ist in zwei Privatkliniken in schickeren Vororten als Geburtshelfer tätig. Mama hat nichts gegen seine Empfehlungen einzuwenden, bis sie die dortigen Tarife erfährt. Ich mache trotz Platzmangels einen Satz in meinem Bauch. Die spinnen ja wohl! Ich hätte nie gedacht, dass die Geburt eines Babys so viel einbringen kann …

Aber der Doktor hat für alles eine Lösung. So gibt es in diesen Privatkliniken immer auch einige Betten, die von der Krankenkasse bezahlt werden, man muss nur danach fragen. Mama ist trotzdem unsicher und fragt sich, ob das dann nicht kleine Dienstbotenkammern im obersten Stockwerk sind. Überhaupt nicht, erfährt sie auf Nachfrage. Es gibt keine speziellen »Krankenkassen«-

Zimmer, alles ist nur eine Frage des Platzes am Tage X. Daher zahlen manche Mamas dort einen durchaus vernünftigen Preis, der ihnen sogar noch erstattet wird, und finden sich in einer echten Suite mit Wohnzimmer wieder, weil diese am Tag X das einzig freie Zimmer war. Tja, das muss man nur wissen.

Mama hat sich dann doch für das Krankenhaus entschieden, das ganz in unserer Nähe ist. Sieben Minuten mit dem Auto – sie hat die Zeit gestoppt, als sie Papa den Weg dorthin gezeigt hat.

Heute machen wir dort unseren ersten Antrittsbesuch. Mama und ich haben einen Besichtigungstermin und werden die Hebamme kennenlernen, die unseren Geburtsvorbereitungskurs leiten wird. Mama ist leicht angespannt, niemand weiß das besser als ich.

Das Gebäude ist eigentlich ganz hübsch: ein ehemaliges Hotel, leicht angestaubt, aber mit Klasse. Innen ist es allerdings ein bisschen chaotisch. Im Wartezimmer hängen zahlreiche Fotos von prominenten Frauen, die hier schon entbunden haben. Auch einige Zeitungsausschnitte hängen dort an der Wand. Aber die sieht Mama nicht einmal, so gespannt, wie sie ist. Was sie vor allem interessiert, sind die Zimmer.

Eine Krankenschwester erscheint, um uns herumzuführen. Im Zeitlupentempo führt sie uns durch die langen grün und rosa gestrichenen Flure, wo allenthalben Babygeschrei zu hören ist. Im Erdgeschoss befinden sich das Behandlungszimmer und zwei Kreißsäle. Mama sagt gar nichts, aber ich spüre, dass sie beeindruckt ist. Überall Instrumente und Geräte. Nicht unbedingt sehr anheimelnd …

Am Ende des Flurs die Cafeteria mit dem für die Papas so unerlässlichen Kaffeeautomaten. Auf der ersten Etage dann die Zimmer und der Raum für die Neugeborenen. He, da sehe ich lauter Kumpels.

»Wie geht's euch hier so?«

Durchsichtige Kinderbettchen, Fußbodenheizung und eine große Glasfront, durch die man den Himmel sieht. Ist okay für mich. Mama möchte gern ein oder zwei Zimmer sehen und kann es gar nicht fassen: Kein Zimmer gleicht dem anderen. Welches wir bekommen, hängt von dem Tag ab, an dem wir kommen werden. Also werden wir da eine kleine Überraschung erleben.

Im dritten Stock befinden sich die Sprechzimmer, unter anderem auch das der Hebamme, die sich um uns kümmern wird. Ein alter Haudegen, mit dem nicht gut Kirschen essen ist. Mama ist zwiegespalten, der Feldwebel macht ihr ein wenig Angst. Wir nehmen vor ihrem Schreibtisch Platz und warten.

»Sind Sie Erstgebärende?«

Erst ... was? Mama fragt sich, was das ist, und wenn ja, ob das gut oder schlecht ist.

»Erstgebärende! Ist das Ihr erstes Baby?«

Das ist es also – nun ja, wir sind Erstgebärende.

»Gut, dann fangen wir ganz von vorne an. Ihre letzte Regelblutung? Name Ihres Frauenarztes? Waren Sie schon beim Anästhesisten? Ihr Gewicht? Möchte Ihr Mann dabei sein? Haben Sie die Liste bekommen, was Sie zur Geburt alles mitbringen müssen? Nein? Gut, dann notieren Sie sich ... Bringen Sie eine extra Tasche mit ... Ja, ein Korb geht auch ... Ein bequemes T-Shirt, eine Nabelbinde ... Was das ist? Das ist eine Binde, die man zum Schutz um den Nabel des Babys bindet. Fragen Sie Ihren Apotheker. Dann machen wir mal weiter. Einen Body ... Nein, nicht für Sie, sondern für Ihr Baby. Was wollen Sie denn mit einem Body? Einen Body fürs Baby also, einen Schlafanzug ... Aber nicht für Sie. Den Ihren packen Sie in die Tasche, auf die wir später noch zu sprechen kommen. Jetzt brauchen wir erst mal einen Schlafanzug für Ihr Baby. Denn meines Wissens kommt es nicht angezogen zur Welt. Wir brauchen also etwas zum Anziehen, damit es nicht friert. Einen Schlafanzug, ein warmes Langarm-Hemdchen ... Fragen Sie die Verkäuferin, die erklärt Ihnen, was das ist. Hausschuhe *fürs Baby!* Eine Mütze, damit es am Kopf nicht friert. Nehmen Sie 100 Prozent Baumwolle, das ist besser. In diese Tasche oder den Korb, ganz wie Sie wollen, packen Sie auch Ihre vollständige Akte mit den ganzen Papieren, Analysen und Ergebnissen, die Ihre Schwangerschaft betreffen. Denken Sie auch ans Familienbuch, an den Mutterpass, die Karte mit Ihrer Blutgruppe und der Ihres Mannes und Ihrer Nummer bei der Familienbeihilfe. Die ist sehr wichtig, vergessen Sie die nicht. Wir brauchen für den Fall von Komplikationen auch Ihre medizinische Vorgeschichte.«

»Ist das alles?«, fragt Mama ganz kleinlaut.

Die Hebamme reißt erschrocken die Augen auf.

»Natürlich ist das nicht alles. Packen Sie außerdem einen Koffer, den Sie in Ihrem Auto deponieren. Ihr Mann hat genügend Zeit, Ihnen den später zu bringen. In diesen Koffer packen Sie für das Baby:

- 6 Bodys,
- 4 Langarm-Hemdchen,
- 2 Paar Schuhe oder Hausschuhe,
- 1 Babylotion,
- 1 fetthaltige Flüssigseife,
- 1 Körperlotion,
- 4 Baby-Badetücher,
- 1 Penaten-Creme,
- 6 Strampel- oder Schlafanzüge,
- 1 Kinderthermometer,
- 1 Packung Windeln,
- isotonische Reinigungslösung,
- 1 Antiseptikum,
- 1 Verbandsrolle, besser 2, für seinen Nabel,
- 1 Rucksack,
- 1 Baumwolldecke mit Löchern.«

Mama schreibt gewissenhaft mit und fragt sich, warum keine ihrer Freundinnen je diese Art von geburtsbedingter Inquisition erwähnt hat.

Die Hebamme macht unerbittlich weiter.

»Für sich selbst packen Sie:

- persönliche Wäsche,
- 2 Still-BHs, die sich vorn öffnen lassen,
- 2 Packungen Einmal-Slips. Da fragen Sie in der Apotheke nach. Dort wird man Ihnen sagen, welche.

- 2 Packungen Spezial-Binden. Nein, normale Monatsbinden reichen nicht aus, auch die für nachts nicht. Sie werden nach der Geburt ziemlich bluten, also besser Spezial-Binden.
- Handtücher und Bademantel,
- etwas Bequemes zum Anziehen, damit Sie auf dem Flur draußen nicht im Nachthemd herumspazieren müssen,
- Stilleinlagen. Aber ja, Sie werden viel Milcheinschuss haben, den Sie im Zaum halten müssen …
- Einen Föhn. Der ist wichtig für den Fall eines Dammschnitts. Ja, zur Wundheilung. Dazu wäre es gut, wenn Sie auch einen kleinen aufblasbaren Schwimmreifen mitbringen würden.«

Mama macht große Augen. Ich traue mich gar nicht, ihr zu sagen, dass sie nach meiner Geburt ein paar Tage lang sehr wahrscheinlich Schwierigkeiten mit dem Sitzen haben wird. Ein scheußliches Detail, nicht sehr sexy. Muss man aber wissen, obwohl niemand gern darüber spricht.

Die Hebamme ist noch nicht ganz fertig:

»Stillhütchen aus Silikon. Wozu die gut sind? Wenn Sie wunde Brustwarzen haben, halten Sie das Stillen ohne nicht mehr aus, Sie werden schon sehen.«

Wunde Brustwarzen? Mama kriegt sich überhaupt nicht mehr ein. Und sie traut sich nicht zu fragen, ob das jetzt alles war oder ob sie noch ein zweites Blatt nehmen soll.

Im Zimmer ist es jetzt ganz still, und die Hebamme steht schließlich auf.

»Haben Sie noch Fragen?«

Mama platzt schier vor lauter Fragen, traut sich aber in dieser Atmosphäre nicht, welche zu stellen.

Sie kommt sich klitzeklein vor, weil sie all das nicht wusste, und fragt überhaupt nichts, außer, und auch das nur ganz leise, wie der Geburtsvorbereitungskurs vonstattengeht.

»Wir werden uns fünf oder sechs Mal sehen, und ich werde Ihnen zeigen, wie Sie sich entspannen, konzentrieren und am besten pressen, damit Sie auf den großen Tag vorbereitet sind.«

Ich sage lieber nichts, aber keine Mama ist auf den großen Tag vorbereitet, ganz gleich, wie viele Vorbereitungskurse sie zuvor hat machen können.

Auch Mama scheint nicht überzeugt zu sein. Tatsächlich hat sie keine große Lust, drei Monate vor dem Tag, an dem sie wirklich muss, schon zu pressen.

Ziemlich geplättet verlassen wir die Hebamme, und als Mama die Liste all der Dinge, die wir besorgen müssen, nochmal durchliest, fängt sie an zu lachen und greift zu ihrem Handy.

»Hallo, Schatz? Erinnerst du dich noch an die Liste, die uns die Verkäuferin in dem Babygeschäft zusammengestellt hat? Also, ich komme gerade von der Hebamme und habe eine nochmal so lange Liste, außer, dass diesmal ein Haufen komischer Dinge mit draufsteht. Stilleinlagen, Stillhütchen, und dann noch eigenartigerweise ein Föhn und ein kleiner Schwimmreifen. Das erzähl ich dir später. Nein, ich weiß nicht so recht, warum, und ich weiß nicht mal, wo man so einen Schwimmreifen herkriegt … Ja, wirklich, mir geht's gut. Bis heut Abend, Liebling.«

Zu Hause nimmt Mama die Liste vom Geschäft und legt die neue daneben. Über den Daumen gepeilt muss sie vor meiner Geburt ungefähr 50 Sachen kaufen. Das trifft sie wie ein Blitz. Niemand hat ihr je gesagt, dass der erste Einkaufszettel fürs Baby über einen Meter lang sein würde.

Je länger die Liste, desto mehr wird das Bankkonto meiner Eltern dahinschmelzen. So ist das Leben! In dieser Hinsicht sind Mama und Papa übrigens ganz gelassen.

Ich schufte unterdessen wie ein Verrückter. Bin gerade dabei, die Grundlage für meine zukünftigen Milchzähne zu schaffen. Meine Augenlider sind schon da, und ich mache die Augen ganz sachte auf, obwohl ich noch nicht viel von meiner Umgebung sehe. Und dann höre ich auch schon, was hier drin so alles passiert, vor allem aber das, was draußen vor sich geht. Übrigens mag ich allzu großen Krach nicht, das macht mich nervös. Ich mag es ruhig und schätze sanfte Musik, das hilft mir, friedlich zu wachsen.

Am Ende dieses Monats werde ich 33 Zentimeter groß sein und 1150 Gramm wiegen. Ich bin ziemlich stolz auf mich, muss ich schon sagen.

Noch besser ist, dass die Spezialisten meinen, ich sei ab dem nächsten Monat lebensfähig. Die sind vielleicht lustig – als ob ich nicht von Anfang an lebensfähig gewesen wäre! Na ja, sie meinen eben, dass ich es überleben würde, wenn ich aus Versehen zu früh kommen würde. Für Mama ist das beruhigend. Sie hat sich nicht recht getraut, darüber zu reden, aber ich habe immer gesehen, wie sie die Wochen und die Tage ausgerechnet und nachgezählt hat, um sicherzugehen. Aber alles wird gut. Mir bleiben noch drei Monate in meinem Kokon, und die werde ich nach Kräften nutzen.

Wenn Sie wüssten, wie schön es hier drin ist … Außerdem ist mein Zimmer noch nicht fertig. Papa und Mama haben schon alles bestellt, aber noch ist nichts gekommen. Also habe ich noch Zeit auf meiner Tauchstation.

30. WOCHE

Größe:
45 Zentimeter
Gewicht:
1,5 Kilo

Wenn ich ehrlich bin, tut sich Mama zunehmend schwerer, uns zu schleppen. Verständlich, weil ich schon bald die 40 Zentimeter überschreiten werde, anderthalb Kilo wiege und anfange, mich ein wenig auszubreiten. Deshalb kann sie nicht mehr so gut durchatmen, und wenn sie ein Radieschen verputzt hat, hat sie das Gefühl, einen ganzen Kohlkopf im Magen zu haben.

Auch mit ihrer Haut ist Mama nicht besonders glücklich. Sie schmiert sich den ganzen Tag den Bauch mit Cremes ein, die Schwangerschaftsstreifen vermeiden helfen sollen, und auf ihre schweren Beine reibt sie wieder andere Cremes. Papa sieht dem Treiben staunend zu. Er findet, dass sie überall klebt, meine arme Mama, aber weil das nach allem, was er versteht, seinen guten Grund hat, sagt er nicht viel dazu.

Auch von meiner Seite aus verschärft sich die Lage allmählich. Ich habe immer weniger Platz, um mich zu bewegen, wie ich will, weil ich von Tag zu Tag weiter wachse und gedeihe. Ich tue mein Bestes, aber ich muss nun mal jeden Morgen meine Gymnastik machen, damit ich nicht steif werde.

Gut, sagen wir mal, dass das Zusammenleben in räumlicher Hinsicht schwierig wird, aber ich versichere Ihnen, dass alles andere weiterhin in bester Ordnung ist. Mama redet weiterhin mit mir und singt mir hübsche Lieder vor. Auch bestückt sie meine Kommode täglich mit winzigen Sachen, die mir sehr gefallen, weil sie ihr sehr gefallen. Und selbst jetzt, wo Mama watschelt wie eine Ente, die einen Fußball verschluckt hat, ist sie noch fit. Sie müssten sie mal sehen, wie sie sich dafür ins Zeug legt, dass ich ein hübsches Zimmer bekomme, und Sie wären genauso stolz auf sie wie ich.

Mein Gitterbettchen aus hellem Holz ist angekommen. Es hat ein beigefarbenes Nestchen, und am Fußende hängt ein Teddy mit einer Spieluhr. Über dem Bett hängt ein Mobile, das auch Musik machen kann und sich um sich selbst dreht. Neben meinem Bett steht eine große Kommode aus Naturholz mit vier Schubladen, die proppenvoll sind. In der obersten sind meine Bodys mit kurzen und langen Ärmeln und meine Strampelanzüge, die ich persönlich Pyjamas nenne. In der zweiten Schublade sind meine zukünftigen Socken, Schühchen und Baumwollmützchen. In der dritten Schublade sind meine Jeans – verwaschen, wie ich sie mag –, meine kleinen Hosen, T-Shirts, Baumwollpullis und Sweater. Und in der untersten Schublade sind meine Kapuzenjäckchen, Wolldecken und Baumwollwindeln, die man zu allem Möglichen gebrauchen kann, und ein paar Stofflätzchen, passend zu meiner Kleidung. In meinem Zimmer gibt es keinen Wickeltisch. Mama hat lieber ein Brett im Badezimmer angebracht. Sie findet das praktischer, auch in geruchsmäßiger Hinsicht.

Dann habe ich noch einen Riesenkrapfen. In Wirklichkeit ist das ein riesiges, mit Daunen gefülltes Kissen, das allerdings wie ein Krapfen aussieht. Ich ahne schon, dass ich es mir darin gern gemütlich machen werde. Der Krapfen ist gelb mit Bären in allen Farben drauf, die mich an diejenigen auf den Tapetenborten erinnern, die Mama angebracht hat. Außerdem warten schon ein paar große Plüschbären auf mich. Übrigens habe ich mich in das große Buch der Vornamen vertieft, um herauszufinden, wie ich sie alle nennen soll. Ich habe auch eine wunderbare Babywippe in Beige, und direkt daneben hat Mama mein erstes Spielcenter aufgestellt. An dessen Rundbögen hat sie viele bunte Spielzeuge aufgehängt, die Lärm machen, wenn man sie berührt. Lachen Sie nur, aber bis zum Alter von sechs Monaten liebt man solche Dinge nun mal. In eine Ecke hat sie einen hübschen niedrigen roten Korbsessel gestellt, in dem sie mich stillen und mir Geschichten vorlesen wird. Vor dem Fenster hängen naturfarbene Stores, die für ein angenehm sanftes Licht im Zimmer sorgen. So viel zum Nötigsten.

Ach, beinahe hätte ich es vergessen: Für ihr eigenes Bett hat sich Mama ein Stillkissen besorgt. Das ist genial, das Ding, ein großes Kissen in Form einer Mondsichel, das ihr momentan den Rücken abstützt und ihr später dabei helfen wird, mich bequem zu stillen. Außerdem kann ich darin in aller Ruhe kleine Nickerchen abhalten, bis ich ungefähr sechs Monate alt bin. Ein wahres Glück, dieses Kissen! Eigentlich sollte das die Krankenkasse bezahlen.

Die anderen Sachen kommen nach und nach, so dass Mama öfter in das Babygeschäft gehen muss. Kinderwagen, Buggy, Hochstuhl, Laufstall, Maxi-Cosi … Jeden Tag bekommt sie einen Anruf, dass wieder etwas eingetroffen ist. Am lustigsten ist, dass sie da jedes Mal ziemlich gut gelaunt hingeht, weil sie so gern Dinge für mich kauft.

Weniger lustig ist, dass Mama und Papa ihre Wochenenden von nun an mit Gebrauchsanleitungen verbringen. Das fängt mit dem Kinderwagen an. Zunächst geht man noch davon aus, dass man einen Kinderwagen kauft, ihn an seinen Platz stellt und dann auf das Baby wartet, das da mal rein soll. Von wegen! Erstmal muss die Gebrauchsanweisung durchgeackert werden:

1. *Zum Öffnen den roten Knopf betätigen und danach gleichzeitig den Mittelteil des Lenkers in Pfeilrichtung drehen.*

   Das »danach gleichzeitig« stürzt Mama und Papa in die erste Verwirrung. Ebenso wie die Formulierung »den Knopf betätigen«. Wie, bitte »betätigt« man einen Knopf? Sollen sie ihn rausziehen, runterdrücken oder abbeißen?
2. *Zum vollständigen Öffnen den Fuß auf das horizontale Verbindungsstück oberhalb des Koorbs stellen und wie angegeben bis zum Einrasten am Griff ziehen.*

Ja, wirklich, Koorb mit zwei oo! Natürlich ist auf der beiliegenden Zeichnung auch kein Griff abgebildet.

3. *Der rote Bremsklotz darf beim auseinandergeklappten Wagen nicht mehr sichtbar sein.*
   Selbst im zusammengeklappten Zustand entdecken Mama und Papa nirgends einen roten Bremsklotz.
4. *Platzierung der Schale: Fußraste anheben. Das Justierungssystem des Rückenteils anheben und die Rückenlehne ganz herunterklappen. Den Sicherheitsgriff anheben. Schutzabdeckung und Polsterung anheben und in die Metallhalterungen gleiten lassen.*
   Welche Metallhalterungen?
5. *Fixierung der Schale im Auto: Den Metallverschluss des Bauchgurts durch den Schlitz des beweglichen Innenteils, durch den Schlitz der Matratze sowie durch den Schlitz der Schale oder des Blockverschlusses führen. Das bewegliche Innenteil anheben und den Kopfschutz in der Schale oder am Blockverschluss einstellen.*
   Okay, also was soll hier gemacht werden?

So ungefähr hören sich die besten Stellen aus der Gebrauchsanweisung zum Kinderwagen an, aber alle anderen Gebrauchsanweisungen klingen genauso!

Nach drei derartig verbrachten Wochenenden sind Mama und Papa mit ihren Nerven am Ende und streiten schließlich wegen eines winzigen Bolzens, der unter ein Kissen gerutscht ist und den sie einen ganzen Nachmittag lang suchen. Auch das ist Bestandteil zukünftigen Elternglücks! Wie dem auch sei, nach und nach schaffen sie es, und wenn auch nicht alles zur vollsten Zufriedenheit zusammengebaut ist, so wird es mir doch an nichts fehlen.

Papa und Mama sind so stolz auf meinen Kinderwagen, dass sie damit gleich mal eine Proberunde drehen. Die Nachbarn finden das ziemlich lustig. Meine Eltern fahren damit durch den Park und probieren aus, wie er läuft, wie man die Räder blockiert und das Verdeck schließt … Zum Lachen, aber auch bewundernswert, von meiner objektiven Warte aus betrachtet …

Zu Hause dann der große Schock: Der Papa meiner zukünftigen kleinen Freundin ruft an: Sie sind im Krankenhaus, es ist so weit. In zwei bis drei Stunden dürfte sie auf die Welt kommen. Mama ist völlig aus dem Häuschen. Sie kennt die Mutter meiner kleinen Freundin schon seit Jahren, und sie sind beide im Abstand von zwei Monaten schwanger geworden. Nachdem Mama den Hörer aufgelegt hat, setzt sie sich aufs Sofa und wartet. Diese Geburt kommt ihr wie eine Generalprobe vor, und schließlich ist es das erste Kind ihrer Freundin. Eine Stunde vergeht. Eine weitere Stunde vergeht. Im Geiste ist Mama im Kreißsaal des Krankenhauses, und sie stellt sich alles Mögliche vor. Lauter Blödsinn natürlich. Den Blick auf das Telefon geheftet, wartet sie. Und je mehr Zeit verstreicht, desto beklemmender wird ihr ums Herz, und mir natürlich auch. Wird sie auf die Welt kommen, meine Freundin? Ja oder nein?

Um 12:20 Uhr klingelt schließlich das Telefon. Es ist ihr Vater, der uns besoffen vor Freude erzählt, dass alles gutgegangen ist: 53 Zentimeter; dreieinhalb Kilo, sie ist bezaubernd.

Dicke Freudentränen kullern über Mamas Wangen. Sie bleibt noch einen Augenblick auf dem Sofa sitzen und stellt sich das kleine Wesen vor, das da soeben geboren wurde. 53 Zentimeter groß … Sie versucht, sich anhand ihres Armes vorzustellen, wie groß das ist, und ich spüre, wie sie ihn ausstreckt. Ich traue mich gar nicht, ihr zu sagen, dass ich vielleicht noch größer sein werde. Ich will sie ja nicht verängstigen. Sie fragt sich ohnehin schon, wie das bei mir funktionieren soll. 53 Zentimeter … Daran denkt sie den ganzen Tag.

Zwei Tage später betreten wir das Krankenhaus, in dem Mamas Freundin liegt. Die Entbindungsstation hat einen sehr guten Ruf.

Da ist der Parkplatz, die Grünanlage und schließlich das Schild »Entbindungsstation«. So hat sich Mama noch nie gefühlt. Bisher hat sie die Geburten ihrer Freundinnen nur aus der Ferne und mit freundlichem Wohlwollen miterlebt. Diesmal hat sie Lampenfieber wie noch nie in ihrem Leben.

Jeder Schritt, der sie noch vom Zimmer meiner kleinen Freundin trennt, kommt ihr unendlich lang vor. Sie hat ein großes Päckchen dabei, einen hübschen Strampelanzug, der auf der Geschenkeliste der Mama meiner kleinen Freundin stand.

Zimmer 12. Sie klopft, traut sich kaum einzutreten, dann der Schock. Sie entdeckt das kleine Bündel von Mädchen in dem durchsichtigen Kinderbettchen, die freudestrahlende Mama, die daneben sitzt und … bricht in Tränen aus. Das ist zu viel für meine arme Mama, die sowieso schon so empfindlich ist und sich vorstellt, wie es ihr selbst in zwei Monaten ergehen wird.

»Willst du sie mal nehmen?«

Ja, nein, sie weiß es nicht mehr, sie traut sich nicht, platzt fast vor Sehnsucht … Dieses klitzekleine Mädchen da, das eines Tages vielleicht die beste Freundin ihres Sohnes sein wird, das bei ihnen übernachten wird und zu dem ihr Sohn nachmittags zum Spielen gehen wird – das kommt Mama noch ganz seltsam vor. Sie nimmt es ganz vorsichtig aus den Armen ihrer Mutter, setzt sich und legt es auf unseren Bauch. Ich nutze die Chance, um meiner kleinen Freundin etwas zu sagen, aber was, bleibt unter uns. Mama wiegt sie und schaut in ihre blauen Augen. Die Zeit scheint stillzustehen. Da sind nur noch zwei Mamas und (fast) zwei Babys in diesem kleinen Krankenhauszimmer, und kein Mensch auf der ganzen Welt, so denken sie, ist so glücklich wie sie.

Zu Hause zählt Mama, immer noch ganz gerührt, die Tage, die sie noch von meiner Geburt trennen. Sie hätte gerne, dass ich früher komme, das weiß ich, das hat sie mir schon öfter gesagt. Nicht sehr viel früher, damit meine Gesundheit nicht leidet, höchstens zwei bis drei Wochen früher, damit sie mit ihrem dicken Bauch nicht mehr so lange warten muss. Ich habe nichts dagegen und werde sehen, was ich tun kann.

Und während wir warten, gelingt es mir irgendwie, Mama eine Glosse in die Hände zu spielen, die ihr guttun wird.

Ein Hoch auf die Mütter!

Wir haben sie zur Krippe begleitet, als sie ihren Kleinen zum ersten Mal dort abgeliefert haben – erleichtert darüber, überhaupt einen Platz bekommen zu haben, aber auch verzweifelt, in aller Herrgottsfrühe dort vor der Tür stehen zu müssen. Wir haben gesehen, wie sie ihrem Kleinen mit tapferer Miene einen Abschiedskuss gegeben haben, bevor sie in Tränen ausgebrochen sind, weil sie den ganzen Tag arbeiten und ihren Süßen Fremden überlassen müssen.

Wir haben gesehen, wie sie im Laufschritt angerannt kamen, sobald das Kind wieder einmal Fieber hatte, und sich fragten, wie sie das hinkriegen sollen mit einem manchmal recht verständnislosen Chef, der wohl nie darüber nachdenkt, wie seine eigene Frau das mit den Kindern macht …

Wir haben die Energie bewundert, mit der sie den Alltag meisterten: mit den Größeren, die schon in der Schule waren, und mit dem übervollen Terminkalender, der die Kleineren berücksichtigen musste, die gerade erst aus der Krippe kamen. Wir haben die erlebt, die trotz Scheidung, Entlassung, finanzieller und manchmal dramatischer familiärer Sorgen mutig und erhobenen Hauptes durch die Welt gingen.

Wir haben geschmunzelt, wenn wir mitgekriegt haben, wie sie auf dem Rathaus über einen Gastschul-Antrag verhandelt haben, weil ihr Kleiner einen Platz im der allerbesten Grundschule bekommen sollte. Wir haben die üppigen Blumensträuße bewundert, die sie den Rektorinnen dort nach erfolgter Aufnahme überreicht haben. Das sind übrigens dieselben Frauen, denen wir im Geschäft wiederbegegnet sind, wo sie tolle Schulranzen, Rennautos oder Plastikfiguren aussuchten, um ihr Kind zu motivieren und auch selbst mit Lust und Liebe ans Werk zu gehen. Wir

haben gesehen, wie sie die Ranzen mit echten Schulheften bestückten, ganz wie bei den Großen.
Wir haben ihnen am ersten Schultag beigestanden, als die kleinen Knirpse zu Schulkindern wurden und in die Welt der Großen eintraten. Wir haben sie stolz und ängstlich zugleich erlebt, weil sie glaubten, dass ihre Kleinen in der ersten großen Pause unter die Räder kommen würden. Wir haben den Kummer derjenigen erlebt, die nach langer Elternzeit, die doch so kurz war, wieder zur Arbeit gehen mussten. Wir haben, je nach Jahreszeit, die Mütter verschwinden und die Kindermädchen auftauchen sehen. Wir haben das Glück derer miterlebt, die ein paar Stunden freinehmen konnten, um den Kleinen wenigstens ab und zu schon um 16:30 Uhr abholen zu können – und die Verzagtheit derjenigen, die das nicht konnten.
Wir haben ihre mit Naschzeug und Liebe vollgestopften Taschen gesehen. Und Arnika-Kügelchen, Kinderpflaster, feuchte Tücher, Brillen und Baseballkappen als Sonnenschutz, Mützen und Handschuhe gegen die Kälte, ein Paar neue Schuhe, weil die Füße wieder gewachsen sind, das Fieberthermometer und die allzeit bereite Nummer vom Kinderarzt, den Roller an der Schulmauer, das Fahrrad mit Kindersitz … Wir haben sie heulen gesehen beim gemeinsamen Liedersingen zum Muttertag, vor Stolz schier platzen beim Vorspiel der Musikschule, wir haben gesehen, wie sie das Video vom ersten Schultag mit den Augen verschlungen haben, sich nach dem Mittagessenplan der Schulmensa erkundigt haben, damit sie das Abendessen danach ausrichten konnten. Wir haben gesehen, wie sie die Grundschulrektorin um einen Platz auch für ihren Jüngsten angefleht haben, und wie ihnen bang war, weil die Türen der Grundschule so spät aufgingen, dass die Kleinen mit den älteren Schülern draußen auf dem Bürgersteig kollidierten …
Wir haben mitgekriegt, wie sie lauthals die Ferien und leise flüsternd das Weihnachtsfest organisierten.
Wir haben gesehen, wie sie trösteten, knuddelten, schmusten und die Kleinen in den Arm nahmen … und manchmal auch schimpften, wenn es sein musste.
Tagtäglich haben wir die Mamas in der zugleich schönsten und schwierigsten Rolle der Welt erlebt, und wir sind davon überzeugt, dass Mütter wirklich ganz tolle Frauen sind …

Unterdessen beende ich sachte den siebten Monat, und Mama und Papa zerbrechen sich immer noch die Köpfe auf der Suche nach einem Vornamen für mich, der beiden gefällt. Papa ist zurzeit ziemlich angespannt. Ich muss dazusagen, dass er angesichts unseres immer monströser werdenden Bauches Schwierigkeiten hat, seinen Platz zu finden. Er liest Mama jeden Wunsch von den Augen ab, aber ich spüre, dass er unsicher ist, was Zärtlichkeiten uns beiden gegenüber anbelangt. Er hat immer Angst, uns wehzutun, fühlt sich beobachtet und spürt vor allem, dass Mama allmählich unter einer Käseglocke verschwindet. Die Käseglocke, in die sich werdende Mütter in den letzten Monaten der Schwangerschaft zurückziehen. Das alles ist für Väter nicht leicht zu bewältigen. Er findet das wundersam und erschreckend zugleich.

Nur Mut, Papa, ich bin bald da! Bis dahin wirst du allerdings noch eine reichlich komische Mama ertragen müssen ... Sie wechselt ihre Laune wie du deine Hemden. Mochte sie gern Süßes? Jetzt schwört sie auf Würstchen. Fand sie Essiggurken eklig? Jetzt braucht sie wöchentlich ein großes Glas davon. Und mochte sie Süßsaures nicht sonderlich? Jetzt erfindet sie die unwahrscheinlichsten Gerichte wie Nudeln mit Schokoladensauce oder Schinken mit Ananas.

Und das ist noch nicht alles: Ihr tun die ganze Zeit die Beine und der Rücken weh. Man könnte sagen, dass sie jedes Mal knarzt, wenn sie sich setzt, und blockiert ist, wenn sie aufstehen will.

Wenn man ins Zimmer kommt, liegt sie ausgestreckt auf dem Boden, die Füße gegen die Wand gestemmt. Sie meint, dass ihr das guttut.

Sie watschelt im Entengang, weil sie auf diese Weise besser das Gleichgewicht halten kann. Sie verzieht beim Epilieren das Gesicht, weil sie an bestimmte Bereiche nicht mehr rankommt, aber das ist nun wirklich nicht mehr wichtig. Sie kann sich nur schwer konzentrieren und bittet ihre Gesprächspartner oft, zu wiederholen, was diese zuvor schon drei Mal gesagt haben. Sie lächelt dauernd und bricht in Tränen aus, wenn man ihr sagt, dass das Steak ein bisschen zu stark durchgebraten ist oder wenn man einen Fleck wegputzt, den sie übersehen hat.

Vor allem aber ist sie die ganze Zeit damit beschäftigt, alles aufzuräumen.

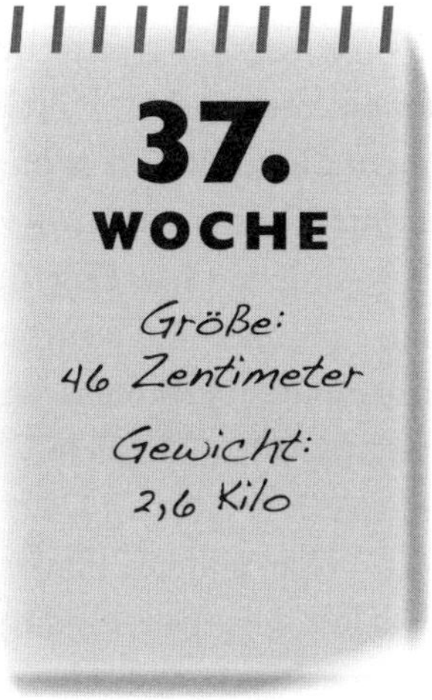

Mama kriegt immer weniger mit, was um sie herum geschieht. Sie ist ganz bei sich und bei mir. Vor drei Wochen hat ihr Mutterschutz begonnen. Sie denkt überhaupt nicht mehr an die Arbeit und ist in aller Ruhe daheim, tut sich aber dennoch schwer, sich zu entspannen. Unaufhörlich fragt sie sich, ob sie wohl erkennt, wann es so weit ist. Mach dir keine Sorgen, liebe Mama, ich lass es dich schon wissen. Momentan bin ich noch nicht so weit. Ich muss mich erst noch feinmachen, bevor ich komme. Außerdem fangen meine Lungen gerade erst an zu arbeiten. Wenn das draußen nicht richtig funktioniert, gibt's Probleme. So ist das. Ich richte mich mit dem Kopf nach unten ein, das ist angenehmer für mich.

Als der Arzt Mama das erklärt, ist sie verwirrt.

»Das muss doch komisch sein, die ganze Zeit mit dem Kopf nach unten zu liegen …«

Nicht doch, Mama, in meinem schwerelosen Zustand ändert sich dadurch nicht viel für mich. Ich bin schwindelfrei, da kannst du sicher sein, und auf diese Weise bin ich schon in der optimalen Startposition für die Geburt. Aber es ist schön, dass du dich um mich sorgst.

»Mo … momomomomo …« Genau: Wir gehen immer noch zum pränatalen Singen.

Mama betrachtet ganz verstohlen ihre beiden Nachbarinnen, die am Ende des neunten Monats sind. Plötzlich hat sie keine Lust mehr, niederzukommen. Sie fühlt sich ganz wohl so mit mir im Bauch. Die Geburt kommt ihr so fremdartig vor, dass sie sich nicht mehr sicher ist, ob sie Lust darauf hat. Eine Art Panik überfällt sie. Und wenn ich niemals komme? Und wenn ich steckenbleibe? Da kann ihr der Doktor noch so oft erzählen, dass sie ein gebärfreudiges Becken hat, meine Mama hat plötzlich Schiss.

»Mo … momomo …«

Komm, lass uns an etwas anderes denken. Das ist allerdings schwierig, weil sich selbst alle Fernsehkanäle abgesprochen zu haben scheinen und lauter Reportagen über komplizierte oder gar dramatische Geburten bringen, über Trisomie, medizinische Kunstfehler und behinderte Babys … Seit geraumer Zeit ein veritables Festival der Alptraumfilme. Mama kann nicht mehr. Sie legt die »Aristocats«-CD ein, um mal zu verschnaufen. Ach, diese Scat Cat, was für ein Talent! Ich tanze vor Vergnügen.

»Aua!«

Oh, tut mir leid, Mama, wahrscheinlich hab ich dir gerade mit meinem Ellenbogen in den Magen geboxt.

»Aua, aua, aua!«

Aber das war ich jetzt nicht! Ich habe mich gar nicht bewegt. Wahrscheinlich hat Mama ein Problem. Sie kann nicht mehr gehen, ohne komische Grimassen zu schneiden. Ihr rechtes Bein tut schrecklich weh und irgendetwas scheint sie zu beunruhigen.

»Schatz, ich spüre so was wie Herzschläge über dem Nabel und ich habe scheußliche Schmerzen im Rücken und im Bein. Irgendetwas stimmt nicht. Ich ruf den Arzt an.«

Der zögert keinen Augenblick. In diesem Schwangerschaftsstadium will er keinerlei Risiko eingehen.

»Gehen Sie gleich auf die Entbindungsstation, ich werde dort Bescheid sagen, dass man Sie untersucht, und wenn es Probleme gibt, dann komme ich.«

Ich verstehe nicht allzu viel von dem, was da vor sich geht. Mir geht's gut, aber Mama scheint nicht auf der Höhe zu sein. Das beunruhigt mich. Wir sind auf dem Weg zur Klinik. Papa fährt ganz vorsichtig, weil Mama bei jedem Ruck laut aufschreit. Wir sind auf dem Parkplatz, schleichen die Stufen hinauf, als wäre Mama 90 Jahre alt, und dann finden wir uns in einem kleinen, bis zur Decke gefliesten, von grellem Neonlicht erleuchteten Raum wieder. Die Atmosphäre ist angespannt.

Der diensthabende Arzt ist sehr sanft und freundlich zu uns. Er untersucht Mama und hört meine Herztöne ab. Sonderbar, mein Herz ist in Ordnung, aber Mama geht es nicht gut!

Eine halbe Stunde später erfolgt die eher beruhigende Diagnose, aber ich bin nicht gerade stolz auf mich. Dass Mama solche Schmerzen hat, rührt daher, dass ich so weit unten bin und auf ihren Ischiasnerv drücke. Ich würde mich ja gerne bewegen oder etwas tun, das ihr hilft, aber ich weiß nicht einmal, wo dieser blöde Nerv überhaupt ist.

Die Herzschläge, die sie über ihrem Nabel gespürt hat, sind meine – sie hat sie über die Nabelschnur wahrgenommen. Kurz und gut: Nichts Schlimmes. Nach einem Besuch beim Osteopathen dürfte alles wieder in Ordnung sein. Der Arzt grinst Papa an.

»Sie dürften noch rechtzeitig zum Spielbeginn heimkommen.«

An diesem Nachmittag findet im Pariser Rolland-Garros-Stadion das Tennis-Viertelfinale statt. Papa ist froh. Froh, weil es uns gut geht und froh, rechtzeitig heimzukommen.

Zu Hause hat Mama immer noch Schmerzen, aber sie ist beruhigt. Doch der kleine Ausflug in die Klinik hat ihr schon einen Vorgeschmack auf den großen Tag gegeben, und daran muss sie nun dauernd denken. Dabei fällt ihr ein, dass sie unseren Koffer noch nicht gepackt hat. Vielleicht sollte sie damit anfangen, aber wie? Mehrere kleine Taschen oder einen großen Koffer für alles? Die Hebamme hatte Mama geraten, eine kleine Tasche mit dem Allernötigsten bereitzuhalten. Ein T-Shirt für sie selbst, Socken … Ja, sie soll keine kalten Füße bekommen, während sie auf mich wartet, meine Mama. Sie hat immer kalte Füße, wahre Eisklötze, sagt Papa. Sie hat auch immer einen kalten Hintern, aber Socken für den Hintern wurden noch nicht erfunden. Das Nötigste für sie also und meine erste Kleidung. Das, was man mir nach der Geburt gleich anziehen wird, denn anscheinend neigt unsereins nach der Geburt zum Frieren, und man muss uns wegen des Temperaturunterschiedes und wenn wir uns auf den Heimweg machen, zumindest die ersten Stunden lang gut einmummeln.

Mama fängt also an, einen hübschen beige-blauen Korb zu packen. Da legt sie auch ihren Mutterpass rein, damit sie ihn immer zur Hand hat. Sie ist gut organisiert, die Mama.

Für den ganzen Rest wählt sie einen großen Koffer, den allergrößten im Haus. Der ist allerdings mit Bademantel und Handtüchern schon halb voll. Mama will auch Bücher mitnehmen, Zeitschriften, etwas zum Schreiben und ihr Adressbuch, damit sie ihre Freundinnen anrufen kann.

Stellt sie sich etwa vor, dass sie für all das Zeit haben wird?

Sie sucht einen hübschen Pyjama aus und ein bequemes Hauskleid für die Spaziergänge auf dem Krankenhausflur, Hausschuhe, ihre Toilettensachen und ihre Schminke, weil sie doch immer hübsch aussehen möchte, obwohl sie bezweifelt, dass das während der ersten Tage möglich sein wird.

So packt sie ein Ding nach dem anderen ein, bis der Koffer überquillt und Papa anfängt zu lachen.

»Bleibst du drei Wochen lang weg?«

Das sind so Kommentare, die Mama aufregen. Sie hat sich auf das »absolute Minimum« beschränkt, nur hat sie eine andere Vorstellung davon als Papa. Nach dem Kofferpacken räumt sie das Zimmer und die Schränke auf. Ich sage nichts dazu, aber mir kommt es vor, als wäre das in dieser Woche das fünfte Mal. Sie behauptet, sie würde für mich Platz schaffen, aber ich spüre, dass sie vor allem in ihrem Kopf für Ordnung sorgen will angesichts einer Zukunft, sie sie nicht kennt. Und so räumt und räumt sie in jeglicher Hinsicht auf. Papa sagt nichts dazu, denkt sich aber nicht minder seinen Teil, das sehe ich ganz genau.

Also, Papa, ich komme bald. Vielleicht liest du bis dahin das hier:

Ein Hoch auch auf die Väter!

Nach der Ode an die Mütter ist es höchste Zeit, sich der Väter anzunehmen. Bevor der Kleine zur Welt kam, war viel von den sogenannten »neuen Vätern« die Rede – der Generation von Vätern, die (fast) sofort verstanden haben, wie das Kind gewickelt wird, wie das mit dem Bäuerchen funktioniert und wie man einen Buggy zusammenklappt. Eben all die Dinge, die unsere eigenen (trotzdem liebenswerten) Väter im Ernstfall vor große Probleme gestellt hätten. Und tatsächlich: Als der Kleine sein Näschen aus all seinen Decken reckte, haben wir heimlich seinen Papa beobachtet und abgewartet. Und zu unserer großen Überraschung haben wir entdeckt, dass sich der Kindsvater gut zu helfen weiß. Baby hochheben, anziehen (gut, okay, manchmal ist der Body verkehrt herum ...), Fläschchen zubereiten (Ja, Schatz, ich weiß: sechs »gestrichene« Messlöffel voll ...), den Laufstall aufstellen, den Kindersitz im Auto anbringen, den Kinderwagen zusammenklappen, den Kinderwagen auseinanderklappen, die Milchpumpe ... also nee, nicht die Milchpumpe, man muss es ja nicht gleich übertreiben. Was auch immer es war, wir haben ihn alles oder fast alles machen sehen. Manchmal zwar begleitet von Flüchen über eine unbrauchbare Gebrauchsanweisung, aber er hat es gemacht. Und bei unseren Freundinnen lief es genauso. Wir haben also gut und gern von dieser neuen Vätergeneration profitiert. Das sind übrigens dieselben Männer, denen wir morgens in der Krippe begegnet sind: mit feuchten Augen, aber erhobenen Hauptes (nein, selbst ein Vater der neuen Generation weint nicht vor der Krippentür); oder die wir dabei überrascht haben, wie sie im Drogeriemarkt ganz selbstverständlich das richtige Milchpulver und ein

Thermometer gesucht haben; die im Dunkeln mit einem Kleinen über der Schulter langsam auf und ab gegangen sind, um aufs erlösende Bäuerchen zu warten – wenn sie nicht gleich ins Auto gestiegen und eine Runde gefahren sind, um den Kleinen zum Einschlafen zu bringen. Es sind diejenigen, die wir schon Dutzende Male hinter einem Dreirad herrennen und den Knirps darauf anfeuern sahen und die dann vor Stolz errötend beim ersten Fahrrad die Stützräder abmontierten. Es sind dieselben, denen wir beim Baby-Schwimmkurs begegnet sind, wo sie aus dem Augenwinkel checkten, ob auch alle ihrem Sprössling zusahen, wie er – ohne Angst – von der Wasserrutsche aus im Becken landete; die wir blass werden sahen, als der Kleine sich das erste Mal das Knie aufgeschrammt hat (oder den Ellbogen, die Augenbraue, den Kopf …), weil Väter, vor allem die neuen, einfach kein Blut sehen können. Weder ihr eigenes noch das von anderen, und schon gar nicht das Blut von ihrem eigenen Fleisch und Blut.

Wir haben auch erlebt, wie die Papas krank vor Sorge waren, als das Fieberthermometer beim Kleinen zum ersten Mal in den roten Bereich kletterte (Aber nein, mein Schatz, er wird an dem Schnupfen schon nicht gleich sterben …), wie sie schrien, dass der Junge gleich ersticken würde, als er einen Hustenanfall hatte, wie sie heimlich linsten, wie zum Teufel man diese komischen Handschuhe anzieht, die an einer seltsamen Kordel hängen, die – weiß der Himmel, wie – durch die schmalen Jackenärmel gepfriemelt werden muss. Wir haben sie bei jedem Schulfest wie wild filmen sehen, und wir haben bemerkt, wie sie rot wurden, wenn sie ihren Lieblingssatz zu hören bekamen: »Er ist ja seinem Papa wie aus dem Gesicht geschnitten!« (»Finden Sie wirklich?«)

Wir haben sie dabei beobachtet, wie sie, ganz unter Männern, mit ihrem Sohn von dannen schritten oder unter den Küsschen ihrer Tochter dahinschmolzen.

Heute wissen wir: Die alten Väter waren auch bewundernswert, aber die neuen sind effizienter. Ein Grund mehr, warum wir sie so lieben.

Während Papa liest, steigt Mama mit mir auf die Waage. Seltsam, dass sie Zeit darauf verschwendet, uns zu wiegen. Bisher hat sie das nicht allzu sehr beschäftigt, aber seit einigen Tagen wiegt sie sich jeden Morgen. Mama hatte solche Angst, wie ein Nilpferd auszusehen, dass ich alles Mögliche unternommen habe, damit sie nicht zu sehr zunimmt. Mit dem Ergebnis, dass wir nicht einmal acht Kilo zugelegt haben. Ist doch okay, oder etwa nicht?

Oft betrachtet sie uns auch ganz erstaunt im Profil. Tatsächlich habe ich in den letzten Wochen an Umfang zugenommen. Ich bin jetzt 48 Zentimeter groß, und irgendwo muss ich die ja unterbringen. Also wühlt Mama morgens, wenn sie sich anziehen will, in Papas Kleiderschrank. Da sind T-Shirts und Hemden genau in unserer Größe. Perfekt. Ein Hoch auf die großen Papas!

Mamas andere Lieblingsbeschäftigung besteht zurzeit darin, wieder und wieder die Tage zu zählen. Wenn ich vor dem 21. auf die Welt komme, bin ich Zwilling, danach Krebs. Ihr wäre Zwilling lieber, so wie sie selbst einer ist, aber Krebs wäre auch okay. Es kommt sowieso auf den Aszendenten an. Jedenfalls hat ihr ihre Astrologen-Freundin versichert, dass ich ausgezeichnete Sterne hätte, wenn ich in diesen drei Wochen kommen würde. Sie hat sogar von etwas ganz »Außergewöhnlichem« gesprochen. Also rechnet und rechnet Mama nach. In Wirklichkeit glaube ich, dass sie ungeduldig wird, und da wir beide immer umfangreicher werden, bewegt sie sich immer weniger. Sie verlässt das Haus nur noch zur Geburtsvorbereitung, die ihr übrigens nicht sonderlich gefällt.

Trotzdem nehmen alle oder fast alle Mütter daran teil. Sie haben Anspruch auf acht Termine, um sich physisch und psychisch auf unsere Ankunft vorzubereiten. Notgedrungen ist Mama ein Beruf, der gelernt sein will.

Seit dem ersten Mal gegen Ende dieses Monats sitzt Mama mit einem Haufen anderer Bäuche im Schneidersitz vor einer Tafel auf dem Boden, wo eine Hebamme Begriffe wiederkäut wie Damm, Harnblase, Uterus, Rektum, Schambein, Steißbein, Bänder …

Zweifellos hat meine Mama da ihre Blockade her. Sie hätte viel lieber über Babywäsche, Babysprache und Babymassage geplaudert …

Trotzdem muss sie erst mal die ganzen medizinischen Wortungetüme schlucken, bevor es an die praktischen Übungen geht.

»Also, meine Damen, nehmen Sie sich eine Matte und legen Sie sich zunächst einmal auf den Rücken. Gut … Ja, genau so … Winkeln Sie jetzt die Beine an und atmen Sie ganz tief. Nun lockern wir die Beckenmuskulatur.«

»Wir«, sagt diese Frau, während sie seelenruhig zwischen all den Bäuchen herumspaziert, und meine Mama schnauft wie wild, um zu lockern, was sie nur kann.

»Entspannen Sie sich, wir sind hier, um Ihrem Kind die Geburt zu erleichtern. Nun strecken Sie die Beine und ziehen sie wieder an …«

Ein anderer, noch dickerer Bauch als der unsere, nähert sich Mama.

»Haben Sie es schon mal mit Haptonomie probiert?«

Mama schaut blöd. Nein, hat sie nicht, und sie fragt sich, ob das wohl schlimm ist.

»Ich hab vor zwei Monaten damit angefangen«, fährt der Bauch fort. »Das ist toll!«

Gemeinsam mit dem Vater, so erfahren wir als Nächstes, kommuniziert man direkt mit dem Baby.

Mama stellt sich einen Augenblick lang vor, wie das Baby mit einem Handy bewaffnet in der Fruchtblase sitzt, aber sie unterdrückt die Vorstellung ganz schnell, um nicht loszulachen.

Aber wie versprochen macht sie sich zu Hause schlau in Sachen Haptonomie.

Momentan wäre es ihr allerdings am liebsten, wenn nur die Rückenschmerzen ein bisschen aufhören würden. Der Osteopath kommt öfter vorbei, doch der verflixte Ischiasnerv lässt ihr einfach keine Ruhe.

Der Doktor hat Mama erklärt, dass durch die hormonelle Umstellung während der Schwangerschaft die Bänder so gedehnt werden, dass in ihrem Bauch ein bisschen Durcheinander herrscht. Wie bei einem Puzzle, dessen Teile durcheinanderpurzeln. Der Osteopath kann höchstens versuchen, die Teile wieder halbwegs an ihren Platz zu kriegen.

Das geht auch schon ganz gut, nur muss er öfter kommen, weil sich die Puzzleteile schnell bewegen. Ich muss dazusagen, dass Mama und ich allmählich eine ziemlich ansehnliche Wampe haben. Und der Rücken tut, was er kann.

Außerdem hat es seit einigen Tagen 37 Grad Celsius. Mamas Harnblase ist eingedrückt, so dass sie ein bisschen inkontinent ist, und sie schwitzt jetzt ziemlich. Ganz schön schwierig manchmal, das Leben einer zukünftigen Mama.

Ich spüre sehr wohl, dass es ihr lieber wäre, wenn ich früher käme, aber darüber muss ich erst mit Balthasar reden. Ich will mich ja gern beeilen, aber ein paar Kleinigkeiten muss ich doch noch erledigen. Und es würde mich ärgern, wenn ich bei meiner Geburt nicht ganz fertig wäre, obwohl ich zugeben muss, dass auch ich es eilig habe, endlich das Licht der Welt zu erblicken.

40. WOCHE

Größe: 50 Zentimeter

Gewicht: 3 Kilo

Ein bisschen noch, dann bin ich da

Mama und ich schlafen momentan sehr schlecht, Mama vor allem. Sie schläft früh am Abend ein wie ein Stein, aber ab 2:00 Uhr morgens ist sie topfit. Also sieht sie fern. Jagd-, Fischerei- und Naturfilme, das ganze hochspannende Nachtprogramm. Oder sie zieht sich alte Louis-de-Funès-Filme rein. Die findet sie immer noch zum Lachen, und ich hab's gern, wenn Mama lacht. Das ist wie ein Zwitschern überall. Während ich das erzähle, muss ich immer noch lachen, aber ich habe auch noch anderes zu tun. So hatte ich ein ernsthaftes Gespräch mit Balthasar, und wir haben uns darauf geeinigt, dass ich ein bisschen früher kommen werde, genauer gesagt: 18 Tage früher. Mehr kann ich nicht tun, und auch das musste ich nach Kräften aushandeln. Also gebe ich jetzt Gas, nehme täglich 30 Gramm zu und wachse noch ein paar Zentimeter. So viel kann ich Ihnen jetzt schon verraten: Obwohl ich 18 Tage früher dran sein werde, werde ich ein großes Baby sein. 53 Zentimeter groß und 3,5 Kilo schwer. Ich arbeite dran.

Mama hat unterdessen alles blitzblank gewienert und aufgeräumt. Ehrlich gesagt würde sie gern noch mehr machen, aber sie tut sich allmählich wirklich schwer, sich zu bewegen. Was das Gewicht anbelangt, sind wir trotz allem im grünen Bereich geblieben, aber unser Umfang ist echt beeindruckend. Gestern Abend hat Mama Papa sogar darum gebeten, Profilaufnahmen von ihr zu machen. Ein schönes Profil, wie ich finde, aber Mama ist baff und dreht sich ganz ungläubig hin und her. Sie findet, dass sie aussieht wie eine Kreuzung aus Krabbe und Nilpferd. Krabbe, weil sie immer mehr mit seitwärts ausgestellten Beinen geht, und Nilpferd, da lass ich Sie mal raten. Natürlich findet sie beides nicht so toll.

»Liebes Kind, komm nicht allzu spät …«

Halte durch, Mama, ich komme. Nimm deine Lieblingszeitschrift und lies. Das wird dich zum Schmunzeln bringen.

Essen ist fertig!

Das Abendessen ist Ihnen heilig. Da nehmen Sie sich endlich Zeit für Gespräche mit Ihren Lieben. Aber an diesem Abend herrscht dicke Luft. Eine dunkle Wolke huscht genau in dem Moment über die Gesichter, in dem Sie die Schüssel mit Ihrem hausgemachten Brokkoli-Püree auf den Tisch stellen. Der Papa sagt nichts, macht aber ein nachdenkliches Gesicht (Nudeln wären ihm lieber gewesen), und der Kleine bricht sofort in Tränen aus (Nudeln wären ihm lieber gewesen).

Keine schöne Reaktion, aber nachgeben kommt für Sie nicht in Frage. Schließlich ist es Ihre Aufgabe, für die Gesundheit Ihrer kleinen Familie zu sorgen. Der Große lächelt Sie verkrampft an (Hast ja recht!), und der Kleine heult weiter und droht sogar damit, sich zu übergeben, wenn Sie versuchen sollten, ihm auch nur ein Löffelchen Essen einzuflößen.

Sie versuchen ruhig zu bleiben und erklären ihm, dass Gemüse, insbesondere Brokkoli, viele gute Vitamine enthält. Und dass diese wichtig sind, wenn man wächst, schnell laufen und der Stärkste von allen werden will. Übrigens haben Sie gehört, dass sich Fußballstar Franck Ribéry höchstpersönlich ausschließlich von Brokkoli-Püree ernährt.

»Franck Ribéry?«, fragt Ihr Kleiner ganz erstaunt und hört auf zu weinen. Sie spüren, dass Sie es fast geschafft haben, und legen nach. Ihnen zufolge ist das ganz einfach: Franck Ribéry ernährt sich von Brokkoli-Püree, seit er auf der Welt ist.

Ihr Sohn probiert eine Löffelspitze Püree und Sie versuchen, eine ablenkende Unterhaltung in Gang zu bringen.

»Was hast du heute im Kindergarten gemacht, kleiner Räuber?«

Erstes Löffelchen.

»Mmmm … weiß ich nicht mehr.«

Okay. Sie kennen das schon. Der kleinen Schnute etwas zu entlocken ist genauso schwer, wie dem Kind Gemüse einzuverleiben.

»Ah so?«, sagen Sie ganz erstaunt und ziehen die Augenbrauen hoch, um Ihrem Sohn zu zeigen, dass Sie das nun wirklich interessiert. Und schwupps, den zweiten Löffel in den Schnabel.

»Ich hab gerade mit deiner Erzieherin gesprochen und sie hat mir erzählt, dass du nach dem Mittagessen sogar ein kleines Schläfchen gemacht hast.«

Finstere Miene. Ihr kleiner Liebling kaut und überlegt.

»Stimmt. War gar nicht müde, aber ich glaub, dass ich eingeschlafen bin ...«

Ganz beiläufig nähern Sie sich mit dem dritten Löffel.

»Aber du darfst ruhig müde sein, mein Schatz. Das ist doch ganz normal.«

Was haben Sie da bloß gesagt! Kurz bevor der Löffel sein Ziel erreicht, stößt er Ihre Hand brutal weg. »Ich und müde? Nie!«

Schluss, aus, versemmelt.

Sie linsen zu Papa rüber, ob der Ihnen wohl in Sachen Ablenkung Schützenhilfe leistet. Aber er hat seinen Teller auch noch nicht wirklich angerührt. Trotzdem fordern Sie ihn dazu auf, von seinem Tag im Büro zu erzählen, damit auch er etwas isst. Aber alles, was Sie ernten, sind ein paar feindselige Blicke.

Ihr Sohn nutzt den günstigen Augenblick, legt dezidiert seinen Löffel hin und verkündet ganz feierlich: »Mama, ich muss dir etwas sagen.«

Sie sind ganz Ohr.

»Weißt du, Mama, ich hab nachgedacht (da werden Sie misstrauisch, zu Recht), die Erdbeeren mit Zucker rutschen in meinem Hals leichter runter als der Brokkoli.«

Sie fangen schallend an zu lachen. Aber das hätten Sie nicht machen sollen. Froh, dass Sie (seiner Meinung nach) so happy sind, geht Ihr Sohn davon aus, dass er nahtlos zum Dessert übergehen kann.

Ein Blick auf die Uhr zeigt Ihnen, dass Sie jetzt schon 35 Minuten am Tisch sitzen, ohne Ihren eigenen Teller angerührt zu haben. Sie kapitulieren und räumen diskret den Teller vom Großen ab, der nicht einmal die Hälfte davon gegessen hat und Ihnen einen dankbaren Blick zuwirft.

»Danke, Schatz, das war köstlich.«

Alter Heuchler, denken Sie. Aber weil man solche großen Worte nie vor den Kleinen ausspricht, erwidern Sie die Botschaft mit einem giftigen Blick.

Das wird Ihnen nicht nochmal passieren, dass Sie Gemüse kochen. Ab morgen gibt es Schokoeis für alle!

Dienstag, 20:00 Uhr. Heute war es furchtbar heiß, und anschließend ging ein heftiges Gewitter nieder. Donnerschläge, Blitze und Regengüsse wie aus Kübeln. Chanelle tigert wie ein Löwe im Käfig durch die Wohnung, weil sie wie viele Hunde Angst vor Gewittern hat. Katze Lili ist unter dem Bett. Sie hat keine Angst vor Gewittern, aber vor Chanelle, wenn sie so drauf ist, und man kann nicht vorsichtig genug sein. Mama und ich haben uns aufs Ohr gelegt, Mama vor allem. Papa kommt heim und ist froh, dass es ein bisschen abkühlt. Er weiß, dass Mama die große Hitze schlecht verträgt, aber es ist nicht nur das. An diesem Abend ist Papa seltsam. Kaum von der Arbeit zu Hause, geht er schon unter die Dusche – und zieht sich wieder an. Mama wundert sich, und ich frage mich, ob er das aus einer Intuition heraus macht.

»Ich zieh mich mal an und setz mich aufs Sofa. Ins Bett gehen lohnt sich nicht mehr, denn heute Abend ist es so weit.«

Mama fängt schallend an zu lachen. Papa als Medium. Das ist vielleicht gut. Er könnte glatt als Hellseher auf dem Jahrmarkt auftreten. Ich mache große Augen. Wie kann er das bloß wissen? Hat Balthasar auch ihm einen Tipp gegeben?

Klar, heute Abend ist es so weit. Ich bin dabei, die Prozedur in Gang zu bringen, und um ganz ehrlich zu sein, habe ich riesigen Bammel.

22:00 Uhr: Papa kommt ins Schlafzimmer, um nachzuschauen, ob mit uns alles in Ordnung ist. Mama wundert sich immer noch, dass er ausgehfertig angezogen ist, denn alles, was sie jetzt will, ist ein bisschen die frische Luft nach dem Gewitter genießen und gemütlich schlafen. Ich würde es ja gern vermeiden, ihr Schmerzen zu verursachen, aber das wird schwierig werden. Um Mitternacht schaut Papa nochmal zu uns rein.

»Wie geht's dir denn?«

»Komisch … Ich kann nicht einschlafen.«

»Ich sag ja, dass er heute Nacht auf die Welt kommt.«

Mama fragt sich, ob Papa nun endgültig halluziniert oder tatsächlich eine Vorahnung hat. Unterdessen nehme ich die Fruchtblase in Augenschein und mache ein kleines Loch hinein, um meine bevorstehende Geburt anzukündigen.

1:00 Uhr in der Früh. Papa steckt erneut den Kopf durch die Tür.

»Alles okay?«

Mama lächelt.

»Kannst du mir bitte ein Handtuch geben?«

»Was ist los?«

»Gib mir ein Handtuch, ich hab da so einen Verdacht …«

Das Handtuch bestätigt den Verdacht just in dem Augenblick, als ein gewaltiger Donnerschlag erschallt. Mama erschrickt. Ich auch. Sie steht auf, ich ebenfalls … Man könnte sagen, ich habe gute Arbeit geleistet, denn in dem Augenblick, in dem sie steht, platzt die Fruchtblase. Man hatte Mama gesagt, dass das nicht immer der Fall ist oder dass man möglicherweise nur wenig Fruchtwasser verliert, aber mindestens anderthalb Liter rinnen an ihren Beinen herab. Das bringt sie zum Lachen, denn es tut überhaupt nicht weh, und die Situation ist doch irgendwie surreal. Auch über Papa muss sie lachen.

Sie steht nackt im Bad, wischt den Boden auf und sieht ihn mit übergestreiftem Jackett und dem Koffer in der Hand an der Wohnungstür stehen.

»Weißt du, Schatz, dass ich noch überhaupt nicht fertig bin? Ich werde jetzt erst mal die Klinik anrufen, duschen und nachsehen, ob ich auch alles eingepackt habe. Ich habe keinerlei Wehen, wir haben also noch Zeit …«

Und genau das tut sie dann auch. In dieser Reihenfolge.

Was mich anbelangt, so nimmt die Sache allmählich Fahrt auf. Der Weg zum Ausgang ist lang und von Fallen gesäumt. Für Mama und mich beginnt ein echtes Abenteuer. Um 2:00 Uhr morgens ist alles im Auto: Papa, Mama, der Koffer und ich. Es regnet in Strömen, und die Straßen der Stadt liegen dunkel und verlassen da. Vor dieser Weltuntergangskulisse wirkt die Klinik wie ein Spukschloss, aus dessen Fenstern die Blitze schießen.

Kaum sind wir angekommen, präsentiert man uns in der Eingangshalle auch schon Fragebögen zum Ausfüllen. Mama kriegt sich nicht mehr ein. Es ist 2:00 Uhr morgens, sie steht kurz vor der Niederkunft und soll Formulare ausfüllen! Sie beschließt, in den sauren Apfel zu beißen, um nicht gleich von Anfang an blöd dazustehen. Aber keine Chance, ich muss mehr Druck machen, weil erneut Wasser aus der Fruchtblase läuft, woraufhin Mama mit ausgestellten Beinen auf die diensthabende Hebamme zuläuft.

»Ich hab da ein kleines Problem …«

Die Hebamme lächelt ihr zu. Sie heißt Catherine und hat schon anderes gesehen. Sie bettet uns in den Kreißsaal, in dem ich gleich zur Welt kommen werde.

»Die Fruchtblase ist geplatzt, ist nicht weiter schlimm. Bleiben Sie liegen und warten Sie die ersten Wehen ab.«

»Wehen«, das Wort macht Mama Angst, aber ich bin nun mal dazu verpflichtet, sie auszulösen. Denn sie werden mich sachte Richtung Ausgang schieben. Ich finde das auch nicht gerade toll, aber im Moment bleibt uns nichts anderes übrig.

Unterdessen versucht Mama sich zu entspannen. Das Fenster zum Garten steht ganz offen, das Gewitter hat sich gelegt, und es hat sich abgekühlt. Endlich.

Die Hebamme hat einen breiten Gürtel um unseren Bauch gebunden, der meine Herzschläge misst. Papa schaut ganz gebannt darauf. Ich finde, dass er ein bisschen blass um die Nase ist. Krankenhausatmosphäre hat ihm noch nie gefallen … Er geht raus, um eine Runde zu drehen und frische Luft zu schnappen.

Ich bin mit Mama allein. Unsere letzten Augenblicke in dieser innigen Nähe. In ein paar Stunden werden wir zwei sein. Ich bedaure das schon ein bisschen, denn ich hab mich in unserem Bauch doch sehr wohlgefühlt. Andererseits sage ich mir, dass ich mich in Mamas Armen genauso wohlfühlen werde. Sie wird mich wiegen, mir Küsschen geben und mir Lieder vorsingen. Es wird nicht mehr so wie vorher sein, aber ich bin sicher, es wird ebenfalls gut sein.

»Aua … Uiuiui …«

Die Hebamme kommt lächelnd herein.

»Ich glaube, es geht los.«

Mama lächelt nicht mehr, sondern umklammert das Bettgestell an beiden Seiten. So also fühlt sich das an, eine veritable Wehe. »Wirst sehen, das ist so ähnlich wie bei den Menstruationsbeschwerden, nur zehn Mal schlimmer«, hatten Mama ihre Freundinnen erklärt.

Also, sie findet diese Beschreibung ziemlich verharmlosend. Was sie da spürt, hat nichts mit Regelschmerzen zu tun und lässt sich mit nichts vergleichen, was sie kennt. Es ist vielmehr ein Schmerz, der sie und mich ganz tief drinnen ergreift. Ich leide ebenso, aber wie Mama weiß ich, dass das seinen guten Grund hat, und deshalb nehme ich mich zusammen. Allerdings werden die Wehen nach zwei Stunden unerträglich.

Die Hebamme ruft schließlich den Anästhesisten an. Es ist 5:00 Uhr morgens, er will mit dem Motorrad kommen und soll in zehn Minuten da sein. Bei dem Regen betet Mama, dass er keinen Unfall baut, … und zählt die Minuten. Sie dauern ewig, wirklich ewig.

Tut mir echt leid, Mama, aber ich muss jetzt auf die Tube drücken, wenn ich weiterkommen will. Ich habe es jetzt eilig, herauszukommen und endlich auf deinen Bauch gelegt zu werden, damit wir uns in aller Ruhe kennenlernen können.

Also an die Arbeit!

Eine Viertelstunde später ist der Mann mit dem Motorrad und der Spritze da. Es ist nicht derjenige, den wir schon kennen, weil der gerade keinen Nachtdienst hat, aber wir nehmen ihn trotzdem. Er bittet Papa, hinauszugehen, und Mama soll sich auf die Bettkante setzen und einen runden Rücken machen. Mit seiner dicken Nadel macht er mir ein bisschen Angst, aber so wie es aussieht, wird uns nichts mehr wehtun, wenn er uns erst einmal gepiekst hat. Es stimmt schon, dass es mir die Sache leichter macht, wenn Mama sich entspannt. Außerdem will ich nicht mehr sehen, wie sie meinetwegen leidet, also her mit der dicken Nadel.

Das dauert einen Moment, weil der Anästhesist genau treffen muss, aber das tut nicht weh, weil er die Einstichstelle zuvor schon leicht betäubt hat. Das war's. Mama und ich legen uns wieder hin und warten. Die Spritze wirkt rasch. Plötzlich spüre ich, wie Mama sich entspannt und wieder lächelt, sie erzählt der Hebamme sogar einen Witz. Okay, dann können wir es wieder angehen.

Es ist schon bald 6:00 Uhr morgens, und es sieht ganz gut aus. Papa marschiert auf dem Flur draußen auf und ab und ist bei Kilometer 14 angekommen. Da Mama keine Schmerzen mehr hat, kommt er in regelmäßigen Abständen herein und unterhält sich mit ihr.

Das heißt, dass ich jetzt die Arbeit machen muss.

»Er ist vier Zentimeter weit offen.«

Das ist Hebammensprache, die nur Mamas verstehen. Grob gesagt heißt das, dass es noch dauern wird, weil ich dazu verdonnert bin, erst aufzutauchen, wenn Mamas Muttermund zehn Zentimeter weit offen ist. Aber ich habe noch nicht das letzte Wort gesprochen. Ich nehme alle meine Kräfte zusammen und drücke mich nach unten. Dabei denke ich an nichts anderes als an das Lächeln von Mama und Papa, wenn ich rauskommen werde.

Nur Mut. Pressen. Nochmal pressen. Ich komme.

Um 7:00 Uhr morgens taucht der Doktor auf, unser Doktor, den ich so gerne mag.

Er bereitet sich auf die Geburt vor.

»Der Muttermund ist sechs Zentimeter weit offen. Das kann noch ein paar Stunden dauern. Spüren Sie meine Hand? Das ist nicht normal. Wir werden Ihnen noch eine Dosis Betäubungsmittel spritzen. Seien Sie ganz beruhigt, alles verläuft normal. Sie werden ein wunderbares Baby kriegen.«

Danke, Doktor. Verstehen Sie jetzt, warum ich ihn so gern hab?

Er verlässt den Raum und kommt ein paar Minuten später mit einem seltsamen Gerät wieder herein, das aussieht wie zwei große Metalllöffel.

»Das ist eine Geburtszange für den Fall, dass Sie nicht mehr stark genug pressen können.«

Mama packt der Horror. Keine Sorge, Mama, wir werden gute Arbeit leisten, du und ich, und wir werden dieses Salatbesteck nicht brauchen, um mich da rauszuholen. Ich weiß, dass du pressen kannst, wie du sollst, und ich werde dir dabei helfen. Ich zähl auf uns!

8:45 Uhr.

Alle bewegen sich jetzt schneller, denn gleich ist es so weit: Der Muttermund ist zehn Zentimeter weit geöffnet. Wie ich es Ihnen gesagt habe, ich hab gute Arbeit geleistet! Schnell und präzise gibt der Doktor seine Anweisungen, richtet alles her und redet sehr nett mit Mama. Auf beiden Seiten des Bettes bringt er schalenförmige Halterungen an, auf die Mama ihre angewinkelten Beine legen kann. Leute gehen rein und raus, während Mama mit gespreizten Beinen daliegt, aber alle scheinen das hier ganz normal zu finden.

Sogar ein Vater taucht auf, der sich im Zimmer geirrt hat und erschrickt, als er Mama da voll in Aktion sieht. Er weiß nicht recht, ob er in Ohnmacht fallen oder schnell die Flucht ergreifen soll, und entschließt sich dann für Letzteres.

Mama fragt sich schon, ob nicht gleich auch noch der Klempner hereinkommen wird, um irgendwelche Reparaturen hier drin vorzunehmen, oder der Briefträger, der ein Päckchen abzugeben hat.

Dieses Kommen und Gehen macht sie müde.

Halte durch, Mama, ich komme, bin fast schon da. Das ist auch für mich schwierig, weil ich nicht sehen kann, wo's langgeht. Ich presse mit aller Macht. Das hört wohl nie auf.

Der Doktor bittet Mama, sich zu konzentrieren.

»Pressen Sie nochmal ganz doll, nur damit ich sehe, wie Sie das machen.«

Pfff …

Mama holt tief Luft, presst aber nicht sehr stark. Sie ist von der Periduralanästhesie ein bisschen beduselt und tut sich schwer mit der Konzentration. Der Arzt kommt mit der Geburtszange. Deren Anblick reicht aus, damit Mama presst, wie sie soll. Oh là là, mir ist vielleicht komisch, als würde ich zum Ausgang geschleudert. Hooouuuuuuu … Diesmal, glaube ich, haben wir es geschafft.

Wiedersehen, lieber Bauch, ich werde draußen erwartet.

»Gut so, pressen Sie nochmal …«

Schwupp …

Das war's, mein Kopf ist draußen, der Rest ist nur noch eine Formalität. Draußen ist es ziemlich hell, und ich lasse die Augen lieber zu. Gleich werde ich sie öffnen, um meine Mama anzuschauen. Der Doktor macht sich noch zu schaffen, und Papa hat die Augen auf mich gerichtet und guckt, als sehe er ein außerirdisches Wesen. Mama hat aufgehört zu pressen und atmet wieder normal.

Neun Monate lang haben sie und ich auf diesen Augenblick gewartet, und dann dauert das Ganze mal eben ein paar Sekunden … Geschafft, ich bin ganz draußen. Was für ein Abenteuer!

»Uäääh, Uäääh …«

Okay, das ist meine Art, Hallo zu sagen und danke dafür, dass ihr mich da rausgeholt habt. Mir geht's gut.

Liebevolle Hände legen mich auf Mamas Bauch, der nicht mehr meiner ist. Das muss ich erst noch begreifen. Das heißt, von außen betrachtet ist er auch nicht schlecht. Gemütlich jedenfalls. Ich brauche eine Sekunde, um mich zu erholen, und der Augenblick, auf den ich so gewartet habe, ist da. Mama legt langsam ihre Hand auf meinen kleinen Rücken, schaut mich an und lächelt mir durch ihre Freudentränen hindurch zu.

»Also das bist du … Guten Tag, mein kleiner Mann.«

Guten Tag, Mama. Papa lächelt auch. Er schwebt zehn Zentimeter über dem Boden vor dem Bett auf und ab. Die Zeit steht still. Ich liege genau über Mamas Herz, höre es schlagen und weiß, warum es so heftig pocht. Einen Moment noch.

Langsam, ganz langsam hebe ich die Augenlider und sehe sie zum ersten Mal. Mama wirkt erschöpft, aber wie hübsch sie ist. Papa lächelt mich zärtlich an. Oh je, ich glaube, ich hab sie schon ganz doll lieb.

41. WOCHE

Größe:
53 Zentimeter

Gewicht:
3450 Gramm

Hier ist das
Prachtstück!

Sagen Sie, habe ich da nicht gerade etwas ziemlich Verrücktes erlebt? Mir wurde ja viel erzählt, aber dass es so extrem sein würde, hätte ich nie gedacht. Diese Schlussphase, was für eine Achterbahnfahrt! Und dann diese weiche Landung auf Mamas Bauch, was für ein Gefühl! Ich bin ganz durcheinander. In einigen Augenblicken werden sie die Nabelschnur durchtrennen, meine letzte physische Verbindung zu Mama. Ich werde, in ihren Worten ausgedrückt, eigenständig sein. Balthasar hat mich schon darauf vorbereitet, dass er in den folgenden paar Minuten verschwinden wird, und ich werde mich an nichts mehr erinnern. Zum Abschied legt er mir den Finger auf die Lippen: Psst! Was mir davon bleiben wird, ist eine zarte vertikale Linie zwischen Oberlippe und Nasenflügeln. Das ist alles. Ich werde nichts mehr von all dem Bisherigen wissen, nicht mal sprechen kann ich mehr, und ich muss alles erst wieder lernen. Das ist der Beginn meines Lebens als Baby.

Nackt liege ich auf Mamas Bauch und atme ihren Duft ein. Ich höre ihr Herz schlagen und den Klang ihrer Stimme. Papa streichelt zärtlich meinen Kopf, und ich wünschte, das würde immer so bleiben. Aber sie werden mich holen, waschen, anziehen, und dann erst komme ich wieder und unser neues Leben kann beginnen.

Das war's. Der Doktor lächelt Mama an.

»Jetzt schneiden wir die Nabelschnur durch.«

Danke, Mama. Du warst wunderbar.

Hände heben mich empor.

Mama, Papa, ich hab euch so lieb.

So lieb.

Schnitt.

Es ist so weit. Sie haben die Nabelschnur durchtrennt. Ich bin ein kleines autonomes Wesen. Uääääähhhhh!

Epilog

Ein paar Tage später auf dem Flur einer Entbindungsstation. Eine junge Frau besucht ihre Freundin, die einige Tage zuvor Mutter geworden ist. Sie drückt ein großes Geschenkpäckchen an ihre Brust. Im Zimmer Nummer 121 betrachtet sie zärtlich den kleinen Jungen, der soeben geboren wurde. Er soll Théo heißen. Das findet sie wunderbar.

Sie legt ihr Geburtsgeschenk, einen wunderbaren braunen Plüschteddy mit großen runden Augen, auf das Bett der Mutter. Er ist für Théo, er wird über ihn wachen.

Die Mama schaut den Teddy lange an, lächelt und sagt:

»Wollen wir ihn Balthasar nennen?«